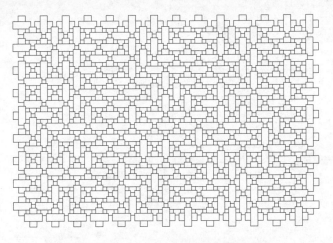

「疲れない身体」をいっきに手に入れる本

藤本 靖

講談社＋α《プラスアルファ》文庫

はじめに――「疲れない身体」は夢じゃない

「最近なんだかよくわからないけど、疲れがとれない……」

私はボディワークという身体のケアをさせていただく仕事をしています。いらっしゃるクライアントさんの多くの方がおっしゃるのが、「疲れた」「疲れがとれない」です。

「パソコン画面を長時間見ていると目が疲れる」
「人の話を聞いていると首が疲れる」
「カバンを持っていると肩が疲れる」
「電車で立っていると腰が疲れる」
「人と一緒にいるだけで気疲れする」

「寝ても疲れがとれない」

「とにかくなんだかよくわからないけど、いつも疲れている……」

そして、次の言葉が続きます。

「疲れてしまうのは年齢のせいでしょうか?」

疲れてしまうのは、年で身体が弱くなったからではありません。筋力が弱くなったからでもありません。もちろん気合が足りないからでもありません。

疲れがとれないのは、身体の「センサー」の使い方の問題です。

身体の「センサー」とは目耳口鼻などの感覚器官のことです。筋肉や内臓、皮膚にもセンサーはあります。

センサーの役割は、「身体内外の環境にある情報を読みとる」ことです。「自分が世界とどのように関わるか」は、このセンサーの使い方によって決まるともいえます。

身体のセンサーがうまく働かなくなると、身体は緊張して固くなります。目の奥が痛くなったり、首のつけ根が重く感じたり、みぞおちのあたりが窮屈《きゅうくつ》になって呼吸が浅くなったり……。そんな経験をしたことはないでしょうか？

これらは身体のセンサーをうまく使えず、身体の緊張がとれなくなってしまった状態なのです。身体が常に緊張していると疲れが溜《た》まりやすくなり、またセンサーによる緊張はマッサージやストレッチだけではほぐすことがむずかしいので、疲れがとれにくくなっているのです。

では、なぜセンサーがうまく使えないと、身体は緊張するのでしょうか？

ここで一つ実験をしてみましょう。左右どちらでもいいので片脚で立ってください。

まずは、近くにある一点に視線を合わせてみます。そして、そのときの身体の安定感や緊張状態を観察します。

次に、片脚立ちのまま周りをきょろきょろ見回してください。身体の状態はどんなふうに変化するでしょうか？　グラグラ揺れて不安定になるのではないでしょうか？

視線を安定させていたときに比べると、身体の緊張も強く感じられるはずです。

グラグラするから身体を安定させるために踏んばって無駄なエネルギーを使うことになり、それが緊張となるのです。

センサーがうまく機能しないと、自分の身体が「ブレる」ことになり、身体が「ブレる」から常に緊張を強《し》いられて疲れてしまうのです。

「ブレる」のは身体だけではありません。きょろきょろしているときは、気持ちも落ち着きません。

センサーがうまく働かないと、身体だけでなく心までもがブレて不安になり、何もしていなくても疲れきってしまうのです。

私は「ロルフィング®」というアメリカ生まれのボディワークのセラピストです。「ロルフィング®」は「筋肉や骨を包みこんで身体全体を一つにまとめあげている『筋膜《きんまく》』という組織に働きかけて、重力と調和のとれた身体を目指す」ための手技療法です。

ボディワークという人様の身体のバランスを調整する仕事の中で、「施術《せじゅつ》が終わった直後は、ゆるんでバランスがとれた状態であるのに、日常生活に戻ると身体が元の緊張した状態に戻ってしまう」という問題に日々直面しています。

そして、その問題を解決するための大きなヒントが、目や耳などのセンサーの使い方にあることに気づきました。

たとえば、猫背の方は視線が伏し目がちになります。この場合、施術により筋肉が伸びやかになって一時的に姿勢がよくなっても、目の使い方が変わらなければまた猫背に戻ってしまいます。視線を落とすと、身体が前かがみで丸くなるのは自然なことです。また、人の話を聞くときに過剰に耳を緊張させる人も猫背になる傾向があります。

逆にこれらのセンサーの使い方を少し工夫するだけで、楽で自然な姿勢が維持できるようになるのです。

目や耳をゆるめて使えるようになることで、姿勢が改善したり、長年悩まされてきた肩や腰の痛みがなくなったり、あるいはプロスポーツの選手で身体の動きがよくなったという成果が出ています。

では、目や耳などのセンサーをうまく働かせるにはどうすればよいのでしょうか？

スポーツやビジネスの現場で、しなやかに動いて高いパフォーマンスを発揮できる人のことを、「あの人はセンスがいい」などといいます。「センスがいい」とは「センサーをうまく働かせている」状態ともいえます。そしてそれは「わかる人にだけわかる」感覚として、そうでない人にとっては雲をつかむような話のものでした。武術でいうと「秘伝」と呼ばれる類《たぐい》のものです。

本書では、これらの感覚を誰もが簡単に体験・習得できるワークを紹介していきます。

年齢、性別、運動経験等は一切問いません。基本的には自分がやりたいと思ったときに好きなだけ行ってもらえればよい内容です。

どこからでも読み進められるようになっていますので、まずは気になったテーマのワークを実際に体験することから始めてみてください。

ストレスの多い現代生活においては、身体のセンサーをうまく使い、「ブレない心と身体」になることが、積み重なった疲れから解放されるために何より重要です。

ただ身体をほぐしてゆるめるだけの一時しのぎでは、もうもたない状況になっています。皆さんが健康なお身体でよりいきいき過ごせるように、本書がお役に立つことを心から願っています。

「疲れない身体」をいっきに手に入れる本……目次

プロローグ
「身体のセンサー」の使い方が問題

第1章 疲れた身体がよみがえる

第2章 身体の芯から楽になる

第3章 仕事や人間関係が楽になる

第4章 自分の軸のつくり方

本文デザイン――TYPEFACE

プロローグ

「身体のセンサー」の使い方が問題

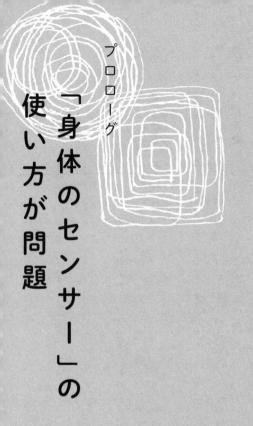

何が身体の働きを悪くするのか

想像してみてください。

心地よい大自然の中で、気の合った仲間たちに囲まれて好きなことだけをやっている生活を。身体はゆったりとリラックスして、顔には自然に笑みがこぼれてくるのではないでしょうか？

ここで普段の自分の生活に戻ってみてください。

満員電車に乗って会社に向かい、パソコンと一日中にらめっこして、仕事では苦手《にがて》な人とも我慢して一緒にいなければなりません。

そんな状況にいると想像するだけで、身体が緊張して呼吸も浅くなり、自然にしかめっ面《つら》になっているかもしれませんね。

我々の身体は普段の生活で自然でないものに囲まれています。

自然でないものは身体にとっては居心地が悪いので、身体は無意識にその情報を入れないようにと身構えて緊張しています。

具体的にいうと、情報を取りいれる目や耳などのセンサー（本書では、身体の感覚器官のことを「センサー」と呼びます）が緊張します。そしてセンサーが緊張すると身体の芯《しん》の部分が緊張して固くなります。

パソコン画面をずっと見ていて目の奥が痛くなったり、一日中職場で座っていてみぞおちのあたりがつまるように感じたことはないでしょうか？

それが「身体の芯が緊張して固くなっている」状態です。

芯が固くなると、身体のさまざまな内部的な機能が低下します。呼吸が浅くなり、消化器の働きが低下し、血行も悪くなります。神経系にも影響を与えるので、頭の働きも悪くなるかもしれません。

そんなふうに身体の働きが悪くなっているのに、我々は頑張って普段どおりに生活しようとしているわけです。

それでは疲れてしまうのも無理はないのです。

耳をひっぱるだけで身体が変わる!?

では、身体の芯の緊張を解放させて疲れをとるにはどうすればよいのでしょうか?

身体の芯にある緊張の原因は、身体の内外にある情報を取りいれるセンサーの緊張にあるので、それをゆるめればいいのです。

「そんな方法があるの?」という声が聞こえてきそうですが、実はあるんです。

理屈はともかく、さっそくここで体験してみましょう。

椅子に座り、姿勢を楽にまっすぐにして、両手で左右の耳のつけ根のあたりをつまんで軽く真横にひっぱってください。ひっぱるのは気持ちのいい範囲内で、くれぐれもやりすぎないように気をつけてください(左図参照)。

しばらくそのままでいると、身体はどんな感じになりますか?

後頭部と首の境目《さかいめ》のあたりが、ゆったりと広がるのがわかりますか?

頭の中の風通りがよくなって、呼吸が楽になるのが感じられますか?

耳をひっぱるワーク

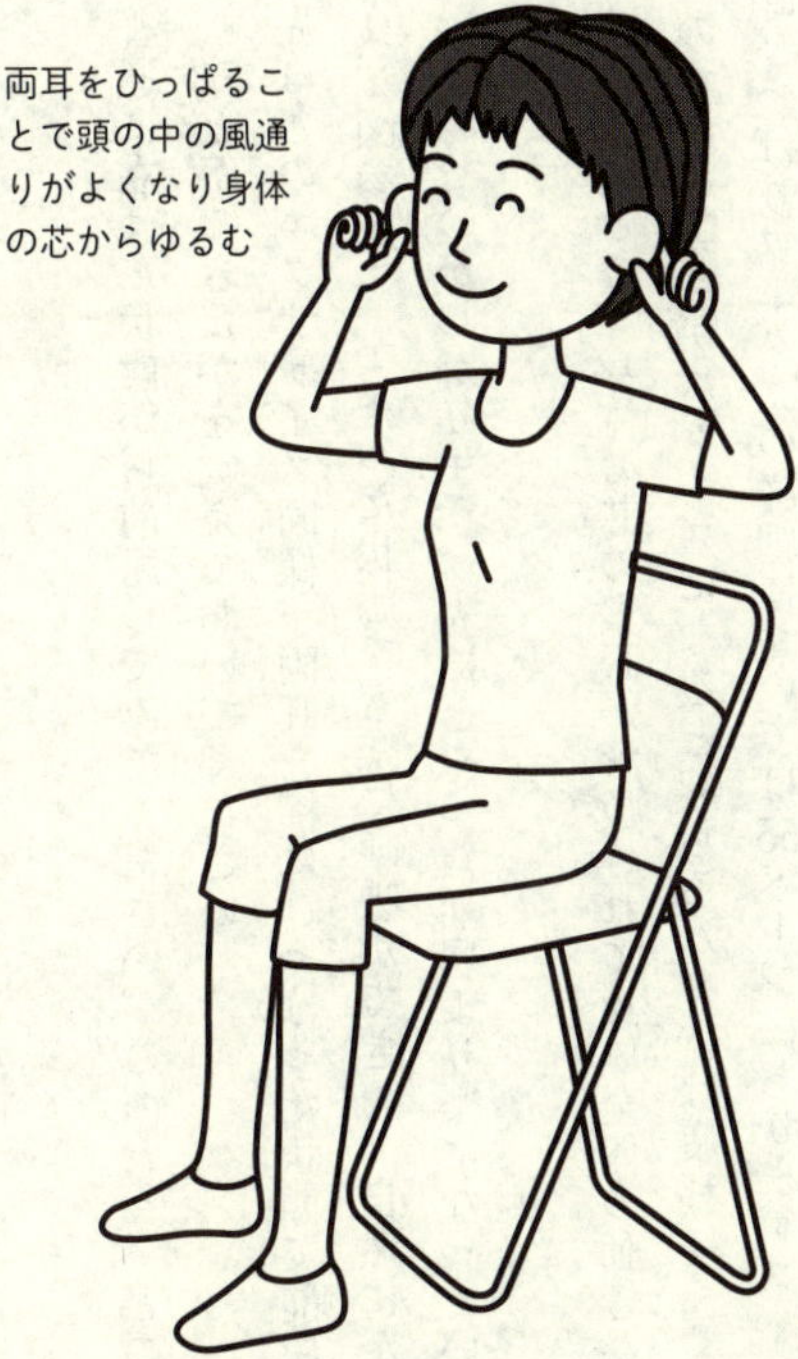

耳を両手でひっぱり、身体の芯がゆるむ感覚を味わう

これが「耳をゆるめることで、身体の芯をゆるめる」ワークです。

芯がゆるむ感覚がよくわからなかったという方は、次のワークも試してみてください。

まず、普通に立った状態から前屈してみてください。このとき、どの程度深くまでかがむことができたかを覚えておいてください。

次に、先ほどのエクササイズ同様、両耳を横にひっぱった状態で前屈してみてください（左図参照）。かがんだ状態でも楽に呼吸ができて、自然にかがむ角度が深くなっていくのがわかります。先ほどやった前屈より楽になっているのが確認できるはずです。

耳をゆるめることで、身体の芯の緊張が解放されて身体全体の動きがスムーズになったのです。動きがスムーズになるともちろん身体は疲れにくくなります（なお「耳ひっぱりワーク」の詳細については55ページにあります）。

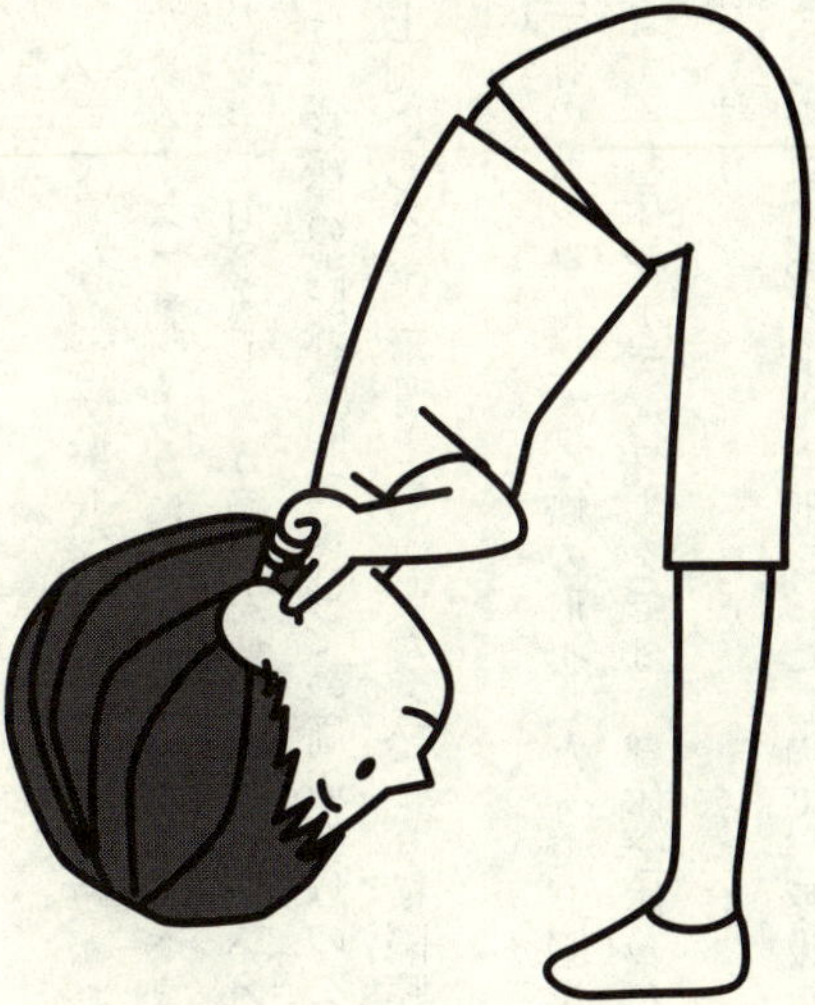

ふつうに前屈したときより、耳をひっぱりながら
前屈したときのほうが、より柔軟になる

「蝶形骨」というキーマン

「耳ひっぱりワーク」で身体の芯の緊張がとれて、頭の奥が軽くなり呼吸が深くなったり、身体がスムーズに動くようになったことを実感できましたか？

ここで「身体の芯って何？」という疑問を持たれる方がいるかもしれません。

「身体の芯」とは、身体の内臓空間およびその周辺部分のことです。内臓空間は、上はのどの上側にある蝶形骨《ちょうけいこつ》という骨から始まり横隔膜《おうかくまく》を経由して骨盤底まで続きます。

蝶形骨とは頭蓋骨《ずがいこつ》のセンターにある蝶の形をした骨で、脳をのせるお皿《さら》のような構造をしています。整体やボディワークでは、身体全体のバランスを調整する大事な骨とされています。

横隔膜はみぞおちの奥にあるドーム形をした筋肉で、呼吸をする上で大事な役割を果たしているということは皆さんもご存じだと思います。

骨盤底は股《また》にあるハンモック形の筋肉群でお腹の内臓を支えています。お相撲

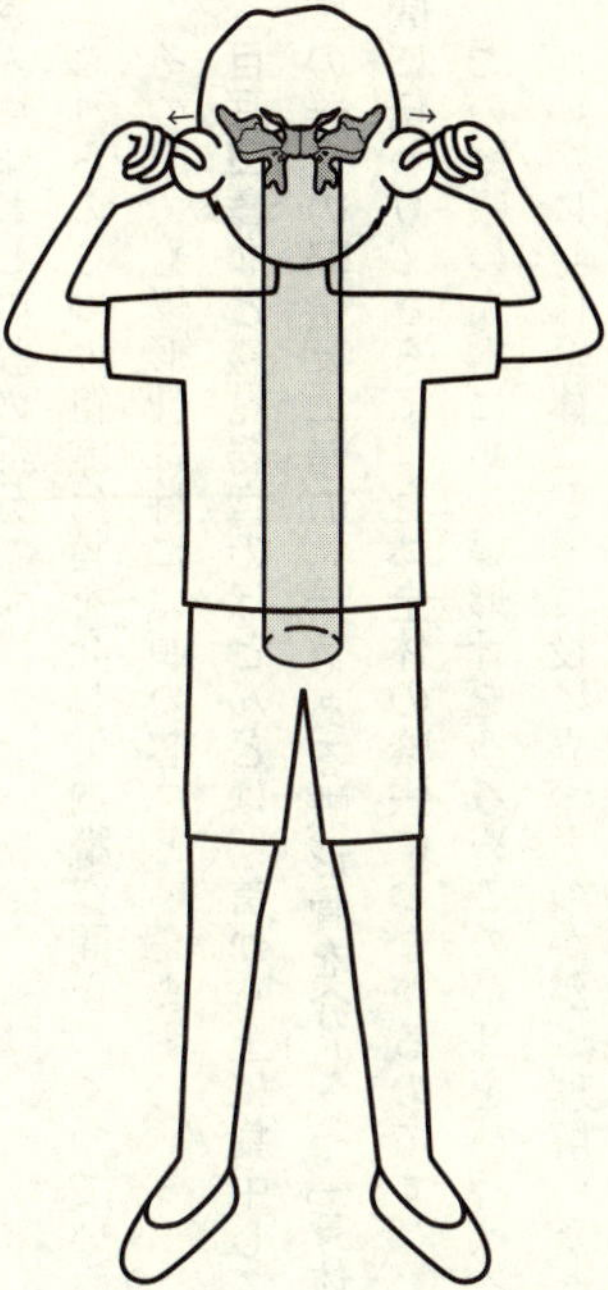

耳をひっぱることで
「蝶形骨」がゆるむから
身体が芯からほぐれる

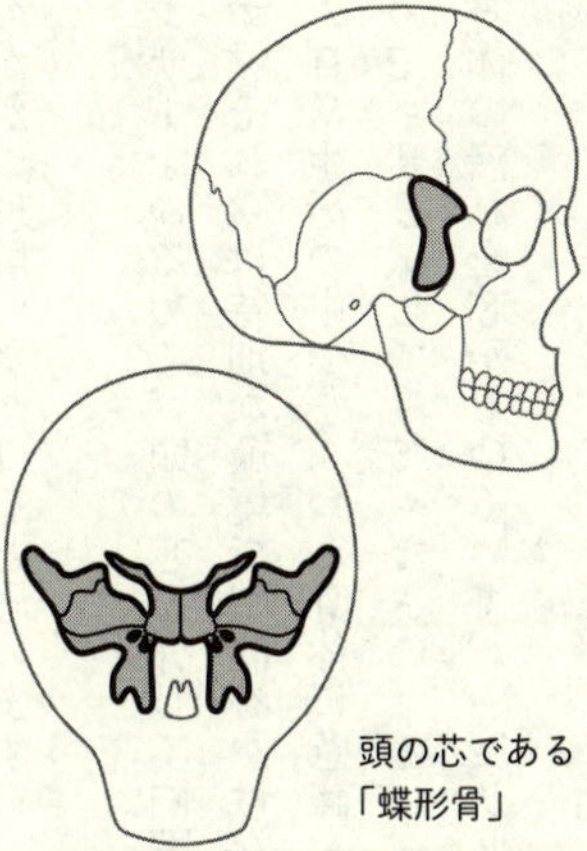

頭の芯である
「蝶形骨」

さんのまわしの股の部分です。

これらの3つの組織は膜を介して内臓空間をつくっています。

その中でも蝶形骨は特に「頭の芯」といえます。

目耳口鼻など感覚器官のほとんどは、首から上に集中しています。そしてそれらの器官の緊張は「頭の芯」である蝶形骨を介して、「身体の芯」である内臓空間に伝わり、さらには身体全体の緊張につながるのです。

この緊張の大本にある蝶形骨をゆるめるのが耳をひっぱるワークなのです。それがいかに身体全体にとって役に立つものかがご理解いただけると思います。


本書の第1章では、目耳口鼻などのセンサーをゆるめて、頭の芯を介して内臓空間全体をゆるめるワークをご紹介します。それらは特別な環境で時間をかけないと行えないようなものではありません。日常生活の中でちょっと身体に意識を向けるだけで簡単に行えるものばかりなので、ぜひ試してみてください。

疲れない身体になるには、まず今ある身体の疲れを芯からゆるめて、一度リセットする必要があるのです。

「疲れ」はすぐに舞い戻ってくる

では芯から身体をゆるめたら、身体はそのいい状態を持続できるでしょうか？

そうはいかないことを皆さんはご存じのはずです。

身体はすぐに緊張して、そしてまた疲れてしまいます。

マッサージを受けて身体がほぐれて軽くなったのに、帰りの電車でしばらく立っていると、また腰の痛みが戻ってきてがっかりした経験はありませんか？

右腰が重だるい、左足首がうずく、首がつまるなど、個々人が持つ不快な症状は何度も同じようにやってきます。簡単にいうと、自分の身体の癖のようなものです。

ではなぜ身体の癖ができるのでしょうか？

それは、自分の身体の内部（筋肉、関節、内臓など）を感じるセンサーの使い方のバランスがとれていないからです。

たとえば、身体の前側と後ろ側、どちらにたくさん意識がありますか？

ほとんどの人が前側には意識があっても、後ろ側は意識が希薄です。意識が希薄とは、つまりセンサーの働きが悪いということです。

センサーの働きが悪いと、そこが身体の一部であるという認識が薄くなり、動きが悪くなり固まります。

背中が凝《こ》ることがあっても、胸やお腹が凝ることはあまりないですよね。首の後ろが凝ることがあっても、その前側ののどが凝るという感覚を持つことは少ないでしょう。

これらは、身体の前側と後ろ側でセンサーの働き具合が違うことが原因です。

このようなアンバランスは個々人それぞれが身体のあらゆる場所に持っていて、それが緊張をつくり、痛みや疲れの原因となっているのです。

疲れのない身体の状態を維持するには、自分の身体に対してバランスよく感覚を持つことが必要なのです。その方法については、第2章で紹介します。

外から押し寄せる刺激やストレス

美しい自然の中でのんびりした生活をしているのであれば、そのまま疲れ知らずの身体になれるかもしれません。

ただ残念ながら多くの場合そういうわけにはいかず、ストレスが満ちあふれた世界に戻ってこなければなりません。

身体がほぐれていい状態になったのに、少しの間パソコンの画面を見ているだけで、また肩や首が凝ってきたことはありませんか？

ヨガのクラスを受けて呼吸が深くなったのに、帰り道で一緒になった知人から愚痴《ぐち》を聞かされているうちに、また呼吸が浅くなってしまった、というような体験をしたことはないでしょうか？

我々の身体は外の世界にある情報にとても影響を受けやすく、ちょっとした刺激に反応し緊張させられています。それを繰り返しているうちに疲れてしまうのです。

多くの刺激に満ちている現代社会を生き抜くには、身体の外の世界の情報を受けとるセンサー（目、耳、口、鼻、皮膚）をうまく使う必要があります。その方法については、第3章で解説します。

……振り回されない、ブレない

以上見てきたとおり、疲れない身体になるためには、

①身体の芯をゆるめて、疲れをリセットする
②身体の内側へのセンサーをうまく使い、身体のバランスを保つ
③身体の外側へのセンサーをうまく使い、外の世界とうまく関わる

この3つのプロセスが必要だということがご理解いただけたと思います。

特に②と③を両立させて、「身体の内外へのセンサーを同時にうまく使う」ことが重要です。

自分のことに必死になれば周りの世界が見えなくなり、外の世界の情報を追いかければ自分を見失ってしまう。

これを避けるには、外の世界を観察しつつ、同時にそれに対して自分の身体がどのように反応しているかを観察し続ける必要があります。

ただ現実には、それがなかなかうまくできていないのです。

何がむずかしいかというと、人間の感覚は主観的で曖昧《あいまい》なものなので、「自分の外で起こっていることと、内で起こっていることの区別が明確にできない」のです。

たとえば、機嫌が悪い人が目の前にいるだけで、自分の気分まで悪くなってしまうことはありませんか？　あるいは、ニュースで悲惨な事故の情報をたくさん聞いているうちに、自分まで具合が悪くなってしまったというような体験をしたことはないでしょうか？

つまり、外で起こっていることを、あたかも自分の中で起こっていることであるかのように身体が感じてしまうことがあるのです。

そのようにして、我々の心と身体は外の世界に振り回されて「ブレる」ことになります。自分とは直接関係のないことにまで振り回されるので、当然疲れます。

では、「ブレない」ためには、どうすればよいのでしょうか？

自分の身体と外の世界との「距離感」を明確に持てばよいのです。そうすれば、自分の内外で起こっていることを明確に区別できるようになります。

明確に区別されているので、必要以上に外の情報に振り回されることがありません。それどころか、外にあるネガティブな情報を自分の内のポジティブなエネルギーに変換することも可能になるのです。

ここでいっている「距離感」は心がけやイメージだけではなく、具体的な身体の感覚として捉えることが重要です。その方法については第４章で解説します。

「ブレない心と身体で充実感を持って自分らしく生きる」

これが、本書が目指すゴールです。

心がけや教訓めいたものではなく、「身体のセンサーの使い方」という具体的なスキルを身につけることで、読者の皆さんとともに一歩でもこのゴールに近づきたいと願っています。

第1章

疲れた身体がよみがえる

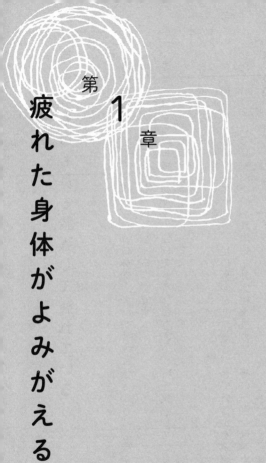

目も耳も口も鼻も緊張して疲れている

身体の疲れをとるのに、なぜ目耳口鼻などのセンサーに働きかける必要があるのか？　疑問に感じる方もいらっしゃるはずです。

ここでは、これらのセンサーの使い方が身体に与える影響を実感していただくために、一つ実験をしてみましょう。

まず何も考えないで楽に立って、足の裏のどこに重心がきているかを確認してください。そして目の前に何か具体的な目標物を決めて、その一点を見つめ続けてください。

身体はどんな感じになっていますか？　自然に頭が前にきて、つま先側に重心が移ります。

今度は一点を見るのをやめて目を開いたまま、部屋の中で聞こえる音に意識を向けてください。話し声や音楽よりは、エアコンや換気扇の音など単純なものがいいです。

今度はどうでしょう？

楽に立っていれば、頭が後ろにきて重心が踵《かかと》側に移ってくるはずです。また、音に意識を向けたほうが、身体の緊張が抜ける感じがするのではないでしょうか。

視覚情報に注意を向けると、身体は前重心になり、聴覚情報に注意を向けていると、後ろ重心になり身体がリラックスする傾向があることが経験的に知られています。

私たちの普段の生活では、外の世界との関わりの大部分を視覚情報を通して行うため、聴覚情報に意識を向けることは、身体をリラックスさせるのに役立ちます。

スポーツ選手が試合の直前にイヤホンで音楽を聴《き》いている姿をよく見ますが、これは緊張の高まった身体を適度にリラックスさせてバランスをとっていると考えることができます。

我々は意識的にせよ、無意識的にせよ、センサーをうまく使って身体全体のバランスをとっています。

逆にいうと、センサーが緊張してうまく機能しなくなると、その緊張が身体に伝わってバランスがとれなくなり、身体全体も疲れてしまうのです。

第1章では、まず目耳口鼻のセンサーをゆるめる方法をご紹介します。どなたでもすぐできるシンプルで簡単なものばかりです。ぜひ試してみて、身体全体がゆるんで疲れが楽になる体験をしてみてください。

目をゆるめる

疲れているのは目を動かす筋肉

私のところにいらっしゃるクライアントさんの多くの方からよく聞くのが「目が疲れる」。

会社員の方だけでなく、主婦やスポーツ選手の方までが目の疲れに悩まされています。

ところで、「目が疲れた」というときの「目」ってどこのことだと思いますか？

白目の部分？　黒目？　それとも瞼《まぶた》の部分？

ここで、目の構造について見ておきましょう。

人間の目は、上下左右斜《なな》め合計6つの筋肉によって動かされています。

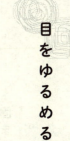

眼球の奥に、これらの筋肉があります。

「目の奥が疲れる」ってよくいいますよね。

そうです。目が疲れるという場合、具体的には眼球の奥にある「筋肉」が疲れているのです。

では、なぜ目を動かす筋肉が疲れるのか?

それは、パソコン画面を長時間見続けたりなど、視野を狭くする生活習慣が身についてしまっているため、本来自由に動くべき目の筋肉が動かないまま固まってしまっているので疲れるのです。

椅子に座ったままずっと同じ姿勢を続けていると、背中や腰の筋肉が固まって疲れますよね。それと同じ理屈です。

………固まっている筋肉のゆるめ方

では、固まってしまっている目の筋肉をゆるめるにはどうすればよいでしょうか?

もっとも手っ取り早いのは、瞼の上から指で眼球に触れる方法です。
ここで、そのやり方を説明します。
とても効果があるワークなので、ぜひ試してみてください。

最初は、仰向《あおむ》けに寝転がって行います。固めの布団やマットレスの上で、枕なしで寝るか、床にヨガマットのようなものを敷いてもよいでしょう。

ワークに慣れないうちは、片目につき5〜10分ぐらいかけて丁寧《ていねい》に行います。片目だけでなく、身体の芯の塊《かたまり》がほぐれることが実感できるはずです。

慣れてきたら、椅子に座ったまま、片目につき3分程度で手早く行えるようになります。椅子に座って行う場合は、壁を背にして後頭部が壁にもたれかかるようにします。

職場などで、この姿勢もとりにくい場合は普通に座ったままでも大丈夫ですが、前にかがまずに、楽にまっすぐな姿勢で行ったほうが効果的です。

ワークに慣れるまでは、何回か仰向けの姿勢でゆっくり時間をかけて行って、ゆるむ感覚を体感しておけば、座ったままで行っても同じような効果が得られやすくなります。

次に、両目を閉じて瞼の上から眼球に手を置きます。右の眼球には左手の人差し指、中指、薬指の3本で触れます。

3本の指を軽く重ねて、眼球の丸みにフィットするようにします。触れる場所は指の先端というよりは、やや腹よりの部分にすると柔らかくタッチできます。

肩や手首の力を抜いて、できるだけソフトにかつ眼球の重さや形が感じられやすくなるようなタッチを心がけます。

ハードコンタクトレンズを装着されている場合ははずすことをおすすめしますが、ソフトの場合はそのまま行っても問題ありません。

またワークを行っている間は、眼球のちょうど裏側、後頭部と首の境目《さかいめ》あたりにある、首の深い筋肉の状態にも注意を向けてみます。

眼球がゆるむにつれて、このあたりの筋肉の緊張も変化するのがわかるでしょう。

これで準備OKです。

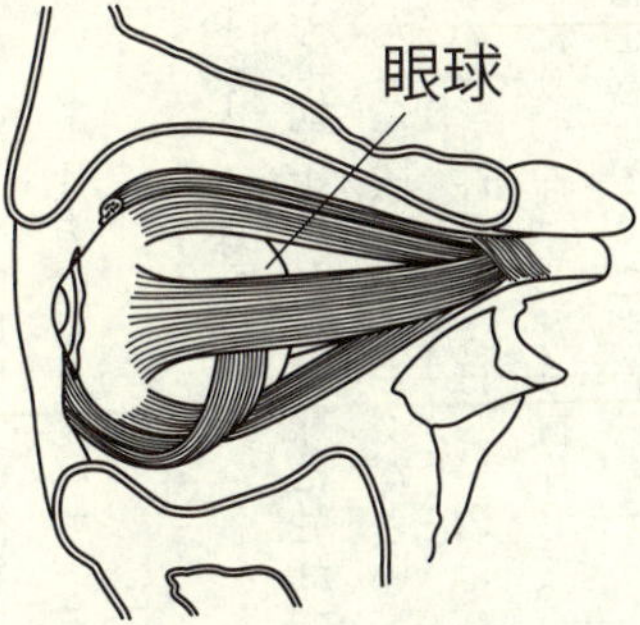

目は上下左右斜め６つの筋肉により動かされる

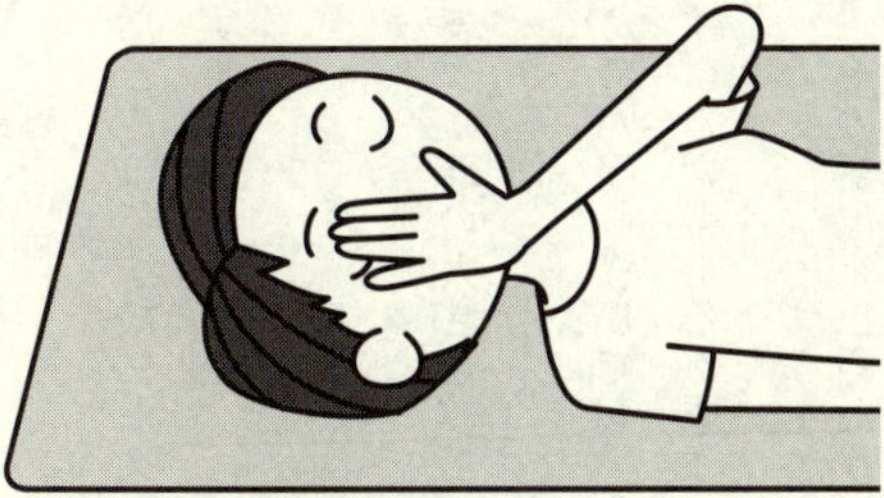

固まっている目の筋肉をゆるめる手っ取り早い方法は
仰向けになって、瞼の上から指先で眼球に触れる

次に、1から4まで4種類の目をゆるめるワークを紹介します。全部試してみて、ご自身がいちばんしっくりくるやり方を探してみてください。

ワークはすべて片目ずつ行って、片目が終わったところでまだワークを行っていないもう片方の目と比べて、その状態の違いを実感してください。

ワーク1　眼球を感じる

3本指で柔らかく眼球に触れてください。そして、眼球の大きさ、形、重さ、質感などを感じてみてください。

このとき注意してほしいのは、眼球が固くて縮んでいると感じても、それをゆるめたり、伸ばしたり操作しようとしないことです。ただ今あるがままの眼球の状態を感じてください。

しばらく待っていると、何か変化が起こります。その変化を止めたり、強調したりしないで、ただ起こるがままにしておいてください。

固くなっていた眼球が柔らかくなったり、顔の中央側に寄っていた眼球が外へ

ワーク１

右の眼球には左手の人差し指、
中指、薬指の３本で触れる

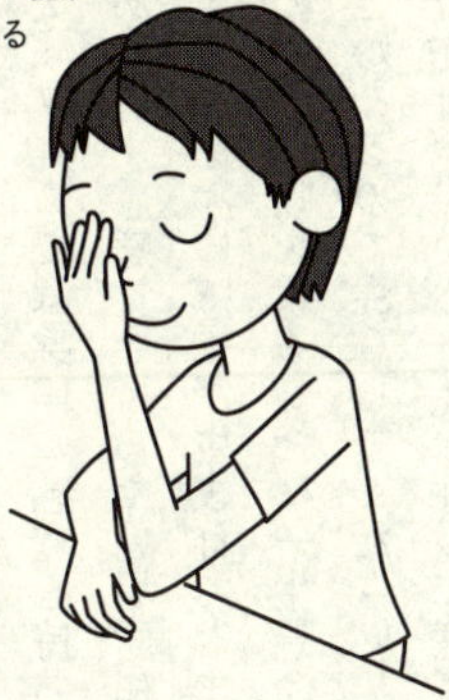

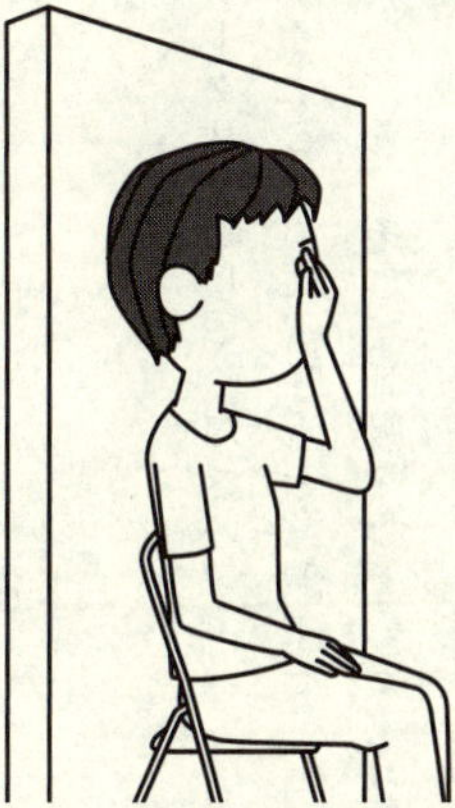

壁にもたれかかって座り、
眼球に触れてもよい

広がるように少し移動したと感じられたら、首の深いところにある筋肉（深部筋）の状態もチェックしてください。

ワーク2　眼球で呼吸するような意識を持つ

ワーク1がうまくいかなかった方は、ワーク2を試してください。

ボディワークでは身体の感覚を持ちやすくするために、呼吸を意識することがよくあります。感覚を持ちたい場所に触れながら、そこで呼吸をしているように意識すると徐々に感覚が生まれてきます。

このとき呼吸をすることに一生懸命になりすぎると、緊張が生じて逆効果となることがあるので注意してください。

今現在行っている自然な呼吸に意識を向けて、それが身体のある部位（この場合は眼球）に入ったり抜けたりするようなイメージを持つと、その部位を感じやすくなります。

眼球を感じられるようになっただけで、変化は起こりますが、ここからさらにワーク1に戻ってみてもよいです。

ワーク2

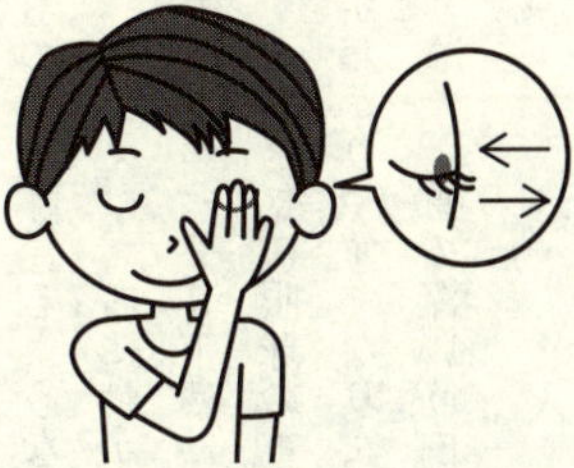

うまくいかなかったら、眼球で呼吸するような意識を持つ

ワーク3

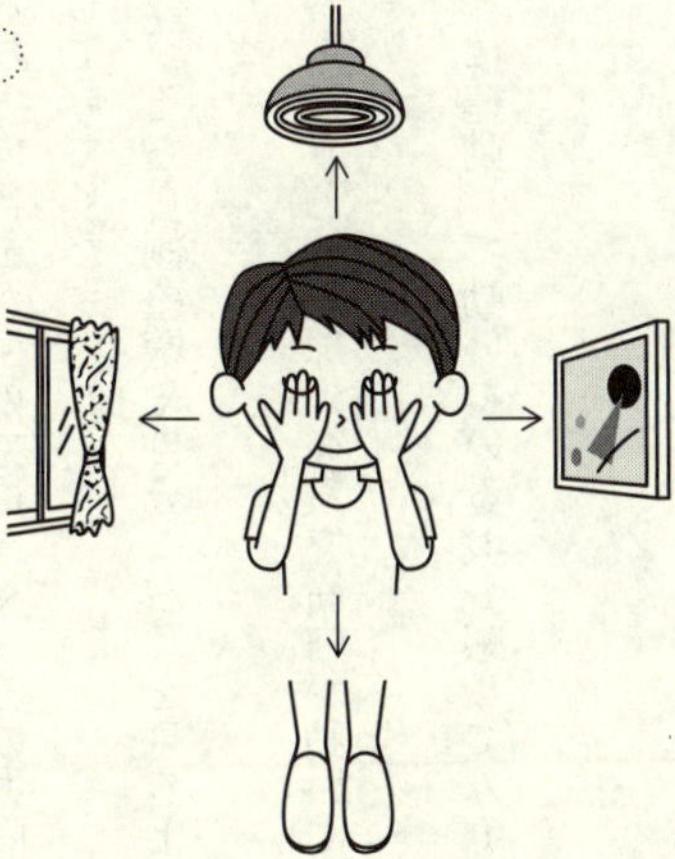

眼球の重さを感じながら、上下左右を見るように動かす。
このとき眼球の後ろの筋肉と首の深い筋肉を感じてみる

ワーク3　**眼球を動かす**

今度は3本指で眼球に触れたまま、眼球を上下左右斜めなどいろいろな方向に動かしてください。漠然といろいろな方向に動かすのではなく、その方向にあるものを実際見るような感覚で動かしてみてください。

たとえば、右に動かすのであれば、そちら側の壁や自分の右耳を見るようなつもりでゆっくり丁寧に眼球を動かします。

このときに眼球の重さを感じながら行うと、眼球の後ろで筋肉が動いているのがわかりやすくなります。

また、首の深い筋肉が眼球の動きに連動して動いているのも感じてみてください。

ワーク4　**眼球が眼窩で浮いているのを感じて柔らかく眼球を動かす**

今度は、ワーク3をさらに進化させた方法をご紹介します。

眼球は眼窩《がんか》（眼球が入っている頭蓋骨《ずがいこつ》のくぼみ）の中で、筋肉や脂肪に包まれ

ワーク4

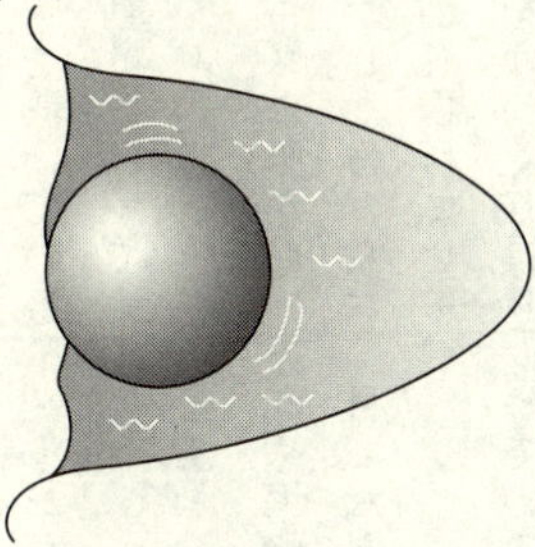

水で満たされた洞窟（眼窩《がんか》）の中にゼリーの入った
水風船（眼球）が浮いているようにイメージする

て浮いています。

ここでまず、眼窩の縁《ふち》を指でなぞってみてください。

実際触れて、その縁をたどってみると眼窩は思ったより小さいことに気づくと思います。実際のサイズよりも大きいものとして、眼窩に対する身体イメージを持っていると、眼球を動かすときに目の周辺の筋肉も合わせて動かしてしまいがちです。眼球を動かそうとして、眼窩の周りがピクピクする感じになっているのがそうです。

周りに余分な緊張があると、眼球の動きがスムーズに行えません。

そこで有効なのは、眼窩の縁を指で

触れてそのサイズを明確に感じた上で、眼球が眼窩の中で浮いていると意識することです。

そのためには、水に満たされた洞窟（眼窩）の中にゼリーの入った水風船（眼球）が浮いているイメージが助けになります。

水の中で浮いているイメージがうまくできたら、眼球はどちらの方向へもスムーズに動けるはずです。

このイメージで、眼球をさまざまな方向に動かしてみてください。

スムーズに動かない方向や場所があれば、そこはゆっくり丁寧に。

もしかしたら、左右の目で水風船のイメージや眼球の動きのスムーズさに違いがあるかもしれません。

動きをゆっくり繰り返していると、だんだんバランスがとれて、両目ともにスムーズになってきます。

………首から身体の芯まで楽になる

1～4のワークを試してみて、目はどんなふうになりましたか？ 片目のワークが終わった時点で両目を開けると、その違いがはっきりわかります。

ここで、首の後ろがどんな感じになっているかに注目してください。目と同様、首の後ろもゆるんでいるのがわかります。

先ほど、眼球を動かしたとき、首の深いところにある筋肉（深部筋）も一緒に動いていたことに気づいたでしょうか？

眼球を動かす筋肉と首の深部筋には、解剖学的にも神経学的にもつながりがあるとされています。

首の深部筋は頭と背骨をつなぐ役目を持っているので、ここが固まって動けなくなると、頭の重さが背骨にのしかかります。

楽にまっすぐな姿勢になるためには、首の深部筋をフリーにして、頭と背骨が皿回《さらまわ》しの皿と棒のように自由にバランスをとりあう関係になることが必要です。

この状態になると、見るからに楽そうなのがわかるでしょう。

そして、ここは一度固まると、ストレッチやマッサージなどではゆるめること

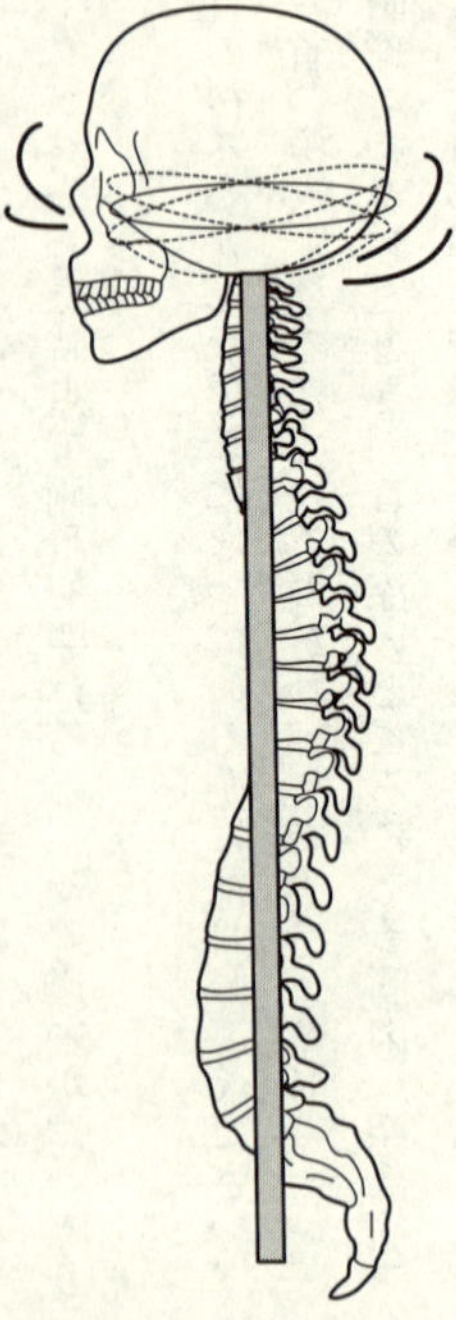

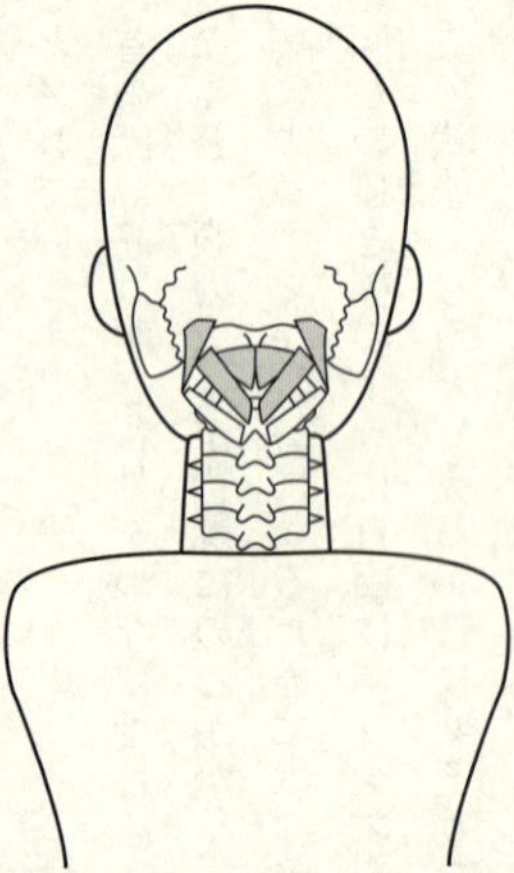

眼球を動かす筋肉は首の深部
筋とつながっている

楽でまっすぐな姿勢になるには、頭と背骨
が皿回しの皿と棒のようなバランスをとり
あう関係になることが必要

がむずかしい、まさに身体の芯の部分として知られています。

たとえば片目だけワークした状態で歩いてみると、身体全体のバランスが左右半身それぞれで違っていることに気づくと思います。目がゆるんだ側は身体全体もゆるむ傾向があります。

逆にいうと、目を緊張させると身体の芯の緊張を介して身体全体に緊張が伝わることになります。

身体の芯の緊張は表面の筋肉に働きかけてもなかなかゆるめることがむずかしいので、その緊張の原因となっているセンサー（この場合は目）をゆるめる必要があることが実感できたのではないかと思います。

目だけではなく、頭や首が緊張して疲れるという方もぜひ「指で触れて目をゆるめるワーク」を体験してください。

手軽に行えて、大きな効果が得られるおすすめのワークです。

耳をゆるめる

……聞きたくない話や騒音に耳は緊張する

皆さんは、「耳をゆるめる」って考えたことありますか？

「緊張した目をゆるめたい」というのはあっても、「耳をゆるめる」はあまりピンとこないのではないでしょうか。

そもそも「耳」って緊張するんでしょうか？

ここで、それを身体で実感してもらうために、実験してみましょう。

まず、姿勢をまっすぐにして、肩や首を楽にしてリラックスしてください。

次に、何かむずかしい話を一生懸命聞いている状況をイメージしてみてください。

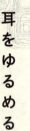

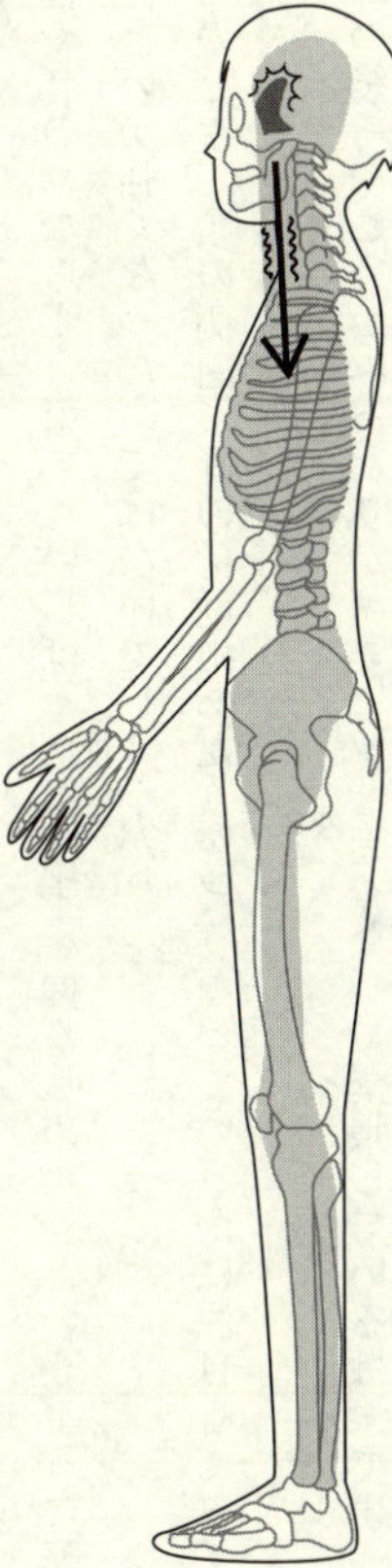
耳の緊張は
身体の側面に伝わる

どうなりますか?

首筋《くびすじ》から肩にかけてギューッと力が入ったのではないでしょうか。

あるいは、もっと極端なものとして、黒板をギーッとひっかくような不快な音が耳に入ってくるのを想像してください。

首や肩のみならず、歯をくいしばったり、手を握りしめたりというように緊張の度合いが強くなったのではないでしょうか?

このとき、頭の側面で耳の付け根あたりがどうなっているかに注目してみてください。

耳の後ろやこめかみあたりがギューッと固くなって緊張しているはずです。

むずかしい話や聞きたくない話を聞かされた後、肩や首が凝《こ》った経験は誰にもあると思います。

音に対して耳が緊張すると、耳の付け根周辺の筋肉を固めてしまうのです。

そして、耳の周辺の筋肉の緊張は、身体の側面にある筋肉のつながりを介して身体全体に伝わります。

我々は日常生活で、身体にとってストレスになる騒音や聞きたくない話を聞かされ続けて、想像以上に耳を緊張させているのです。

耳から起こった身体全体の緊張は、その大本である耳をゆるめることで、うまく解放させることができるのです。

効果絶大の耳をひっぱるワーク

固まってしまっている耳のあたりの筋肉をゆるめるために、耳をつまんで軽くひっぱるという方法を紹介します。

耳をひっぱるというやり方自体はマッサージやヨガでも一部取りいれられていますが、ここでは筋肉のつながりを意識した、より繊細で効果のある方法をお伝えします。

最初は、固めの布団やマットレスの上で横向きに寝転がって行います。横向きになった頭の下に枕かクッションを入れて、できるだけ首がまっすぐで楽な状態でいられるように。

両膝《ひざ》の間にクッションのようなものを挟《はさ》むと、身体が前後に倒れこまないで安定した姿勢がとりやすくなります。

ワークに慣れないうちは、片耳につき5～10分ぐらいかけて丁寧に行います。耳の周辺だけでなく、ひっぱっている耳のある側の側面全体にゆるむ感じが広がるのが感じられるはずです。

慣れてきたら、椅子に座ったまま手早く行えるようになります。椅子に座って行う場合は、机や椅子の背にもたれかからないようにして、楽に身体をまっすぐにします。ワークに慣れるまでは、何回か横向きに寝た姿勢でゆっくり時間をかけて行ってゆるむ感覚を体感しておけば、座ったままで行っても同じような効果が得られやすくなります。

目のワークよりは、座って行いやすく、またちょっとした短い時間でも行えるので、より実用性が高いワークであるといえます。

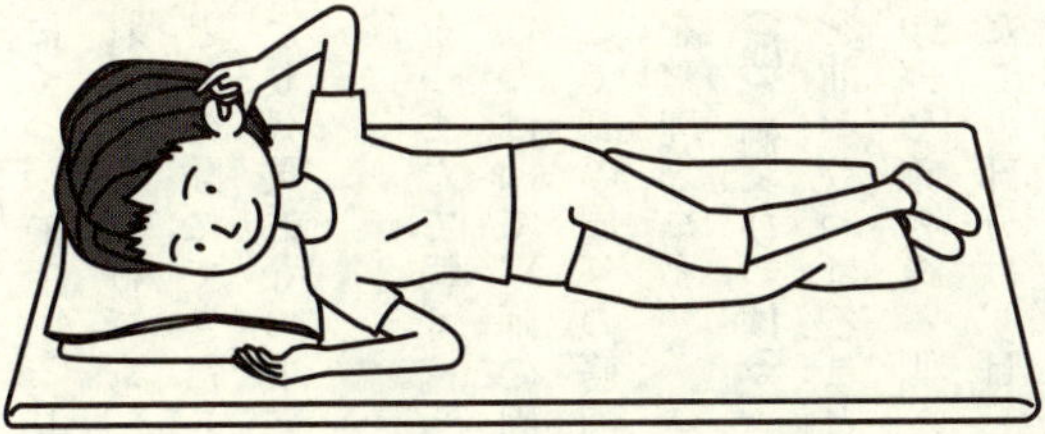

慣れないうちは横向きに寝て耳をひっぱり、
片耳5～10分くらいかけて丁寧にゆるむ感覚
を感じてみる

まずどちらか片方の耳を手でつまみます。右耳をつまむ場合は右手の親指と中指（あるいは人差し指）を使います。

どこをつまむときも親指を使いますが、もう片方はつまむ場所によって中指か人差し指かどちらかやりやすいほうを使います。

耳の穴のある側が内側で、頭皮に近い側が外側とすると、耳の内側と外側から耳のつけ根を軽くつまみます。

そして頭の骨から耳のつけ根を2～3ミリ程度浮かせるようにひっぱります。耳自体をひっぱるのではなく、頭の骨と耳のつけ根にスペースをあけることが目的です。

頭にくっついている耳を少しだけ外に離すようなイメージです。これをするだけでも、首が楽になります。

耳と頭の間にできたスペースに空気が通り抜けるような感覚を持って呼吸すると、より効果的なので試してみてください。

耳をつまんで軽く持ち上げるようにしたら、今度はいろいろな方向に耳のつけ根をひっぱって、耳の周りの筋肉を伸ばしてゆるめます。

ここで耳の周りの筋肉の場所と、それをゆるめるためのつまむ場所、ひっぱる方向を整理します。

前（顔）側へひっぱる

耳を前へひっぱることで、耳の後ろ側の筋肉（ⓐ）を伸ばしてゆるめます。後頭部や首の後ろ側がゆるんで広がるのが感じられます。

またこの部分は、目を動かす筋肉との関係が深い場所なので、耳をひっぱることで目がすっきりする効果も得られます。

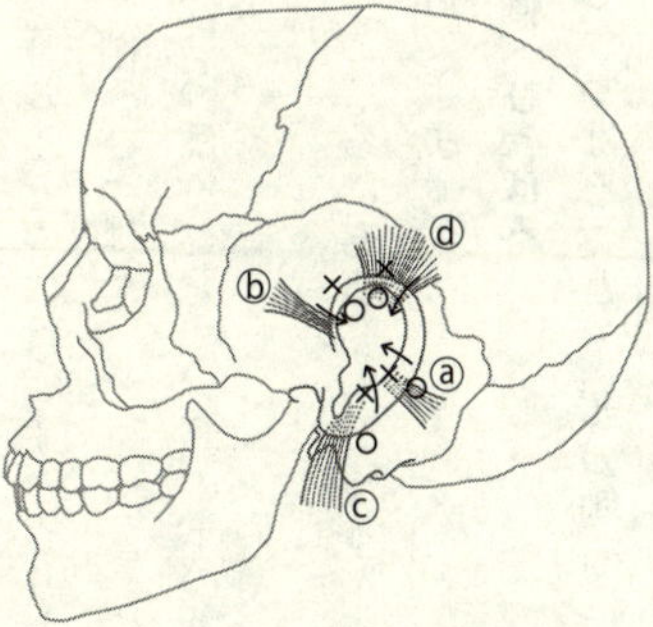

耳を指で挟むように持って
矢印の方向にひっぱる
(○親指　× 中指か人差し指)

伸ばされる筋肉
ⓐ後頭部の筋肉
ⓑこめかみの筋肉
ⓒ首筋の筋肉
ⓓ側頭部の筋肉

後ろ側へひっぱる

耳を後ろへひっぱることで、耳の前のこめかみのあたりの筋肉（ⓑ）を伸ばしてゆるめます。

頭が重く感じるときには、すっきりと軽くなる効果が期待できます。

上（頭頂）側へひっぱる

耳を上へひっぱることで、耳の下の首筋につながる筋肉（ⓒ）を伸ばしてゆるめます。

首の深いところにある筋肉がゆるんで、アゴの緊張がとれてすっきり軽くなる効果が期待できます。

下（首）側へひっぱる

耳を下へひっぱることで、頭の側面につながる筋肉ⓓを伸ばしてゆるめます。

ここは、アゴを動かす大きな筋肉があるところで、「顎関節《がくかんせつ》―肩関節《かたかんせつ》―股関《こかん》節《せつ》」とつながる身体の側面全体に大きな影響を持つところです。

うまくゆるむと、アゴや肩や股関節が柔らかく動かしやすくなって、身体全体がリラックスしてあくびをしたくなるような感じになります。

全身に伝わっていくゆるみ

耳の周りの筋肉が伸ばされてゆるんだときに、それが身体の他の部分にどんな影響を与えているかを観察しましょう。首や肩がゆるむ以外にも、胸やお腹、背骨全体はどのように変化していますか？

耳の周辺で起こった変化がつま先まで影響を与えることもあります。片耳が終わったら、一度立ちあがってみて、身体全体の左右のバランスの違いを確認してみます。ワークした側面全体に変化が起こっていることに気づくでしょう。

皆それぞれ、その人特有の緊張のパターンを持っています。たとえば、耳が緊張すると肩も同時に緊張させるパターンの人もいれば、耳が緊張すると、のどやお腹が緊張する人もいます。

このようなパターンが複雑になればなるほど、絡《から》みあった緊張の糸を解くのがむずかしくなります。

一方、絡みあった緊張の糸を解くのにもパターンがあります。

緊張の大本である耳の緊張を解放させることで、身体のさまざまな部分の緊張が解けていくパターンを一度身体で実感しておくと、次から緊張の解放が身体全体に伝わっていくのがスムーズになります。

解放のパターンをたくさん持っていると、緊張してもそれに取りこまれてがんじがらめになることがなくなるので、緊張を溜《た》めこむこともなく疲れにくい身体になります。

そのためには、耳をゆるめたときに身体の他の部分もゆるんでいくプロセスを観察して、身体で学んでおくことが重要なのです。

そういう意味で、耳をひっぱるワークは単なるその場しのぎの身体ほぐしだけではなく、疲れにくくなるための、身体への教育であるともいえるのです。

「頭の芯」蝶形骨から伝わる緊張

耳の緊張と解放が身体の側面を介して全身に伝わることは、体験を通して実感していただけたと思います。

今度は、より身体の内部に対する影響を見ていきましょう。

先ほどと同じように、むずかしい話を一生懸命聞こうとしている状況をイメージして、今度は呼吸に注目してください。

みぞおちのあたりが固くなり、呼吸が浅くなっているのがわかりますか？

これは耳の緊張が「頭の芯」を介して横隔膜《おうかくまく》に伝わり、横隔膜が固くなっていることが原因です。

「頭の芯」が蝶形骨《ちょうけいこつ》という頭蓋骨のセンターにある蝶の形をした骨であるということはすでにご紹介（24ページ）しましたが、ここではその構造とつながりをもう少し詳しく見てみましょう。

蝶形骨は左右のこめかみからこめかみへとつながる骨で、大脳の前頭部をのせるお皿のような構造をしています。耳が緊張して側頭部が固くなると蝶形骨が圧迫されて、変位してしまいます。

蝶形骨は気道、食道などを取り囲む筒《つつ》のような膜構造を介して横隔膜につながっていて、蝶形骨が変位するとこの膜構造が緊張して横隔膜の運動が制限されます。

横隔膜が固まってしまうと上半身と下半身が分断され、身体は安定性を失い緊張する上、呼吸が妨《さまた》げられて、その結果、交感神経優位となるため中枢《ちゅうすう》神経全体の緊張度が高まり、筋肉が緊張しやすい状況になってしまうのです。

蝶形骨は耳以外にも「目」「鼻」「口」とも関係が深いため、この蝶形骨から横隔膜へのつながりは非常に重要なポイントになります。たとえば目が疲れているときは、みぞおちもたいてい固くなっています。

ここでは、両耳をひっぱることで、蝶形骨を介して横隔膜をゆるめる方法を紹介します。

片耳をひっぱったときと同じように耳を軽くつまんで、頭の側面から2〜3ミリ程度浮かせるような感覚で横にひっぱってください。今度は両耳同時です。

そして両耳の間にピンポン玉大の空間があるとイメージしてください。

それがイメージできたら、今度は呼吸を意識します。

そして吸う息でピンポン玉の空間が広がり、吐く息で少ししぼむというイメージで呼吸を続けてください。

耳のひっぱりも、呼吸も心地よく感じられる範囲でソフトに行ってください。

しばらく続けていると、みぞおちを含む肋骨《ろっこつ》下部が呼吸とともに広がって自由になるのが感じられると思います。

そして、気分も落ち着いてリラックスしてきます。

横隔膜がゆるんで呼吸がゆったりすると、身体が内側からほぐされて心もゆるみます。蝶形骨が「頭の芯」だとしたら、横隔膜は「胴体の芯」といえるかもしれません。

「芯」の部分は一度固まってしまうと、ゆるめるのがむずかしいのです。

さまざまな呼吸法などのエクササイズは、横隔膜をゆるめることを目的の一つとしていますが、周りの筋肉ばかりが反応して肝心の横隔膜は固まったままということになりがちで、身体をゆるめる上での難題の一つとされています。

両耳をひっぱるワークは、「頭の芯」である蝶形骨を入り口にすることで、直接働きかけるのがむずかしい横隔膜を簡単にゆるめることができるものとして考案しました。

また、蝶形骨そのものを自由にすることで、目や頭の深い緊張をほぐしてすっきりさせる効果も期待できます。一人でも多くの方に、そのすばらしさを体験してもらえることを願っています。

このワークは座った状態で行うのが基本ですが、立った状態、あるいは21ページでご紹介したように立った状態から前屈しながら行うと、より身体全体にゆるんだ感覚が伝わりやすくなるので効果的です。

耳ひっぱりで横隔膜もゆるむ

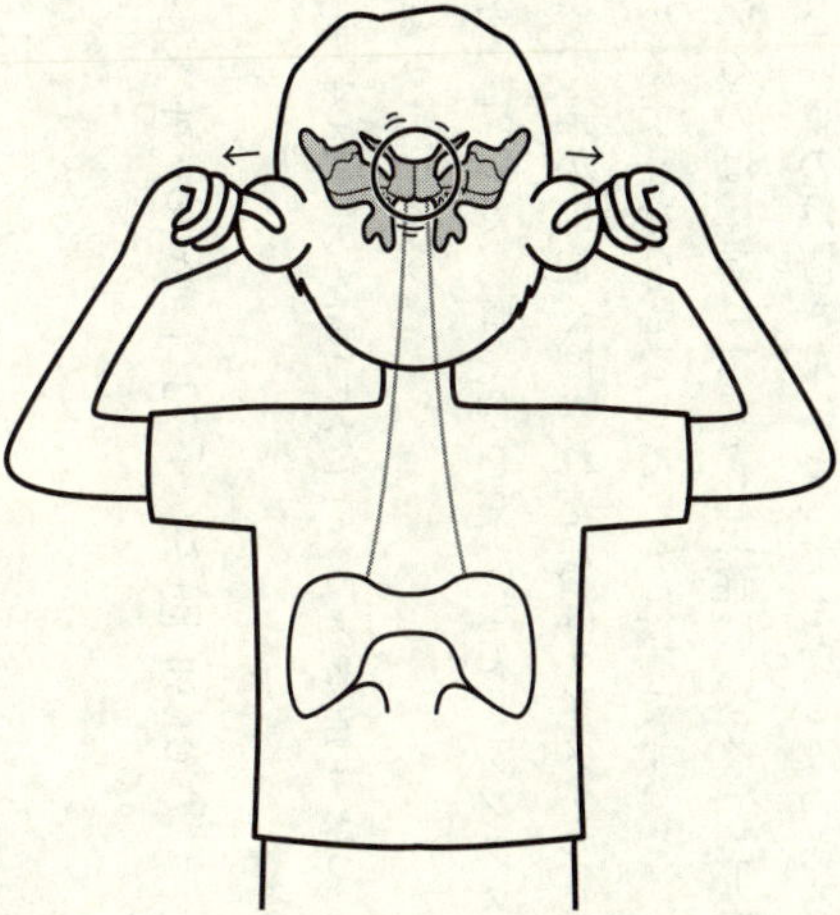

蝶形骨が固まると身体は緊張しやすい。両耳をひっぱることで、
蝶形骨を介して横隔膜がゆるみ呼吸がゆったりする

口をゆるめる

ガマンすると「口」が固まる

皆さんは、「口が緊張する」のを感じたことはありますか?
ここで、実験をしてみましょう。
まず、姿勢をまっすぐにして、肩や首を楽にしてリラックスしてください。
次に満員電車の中で、誰かに強く押された状況をイメージしてみてください。
思わず奥歯をかみしめるような反応をしているはずです。
このとき緊張しているのは「アゴ」、より正確にいうと「下アゴ」です。
「アゴに力が入る」というのは皆さんにとってもなじみのある体験でしょう。
さらに、もう一つ実験をします。
先ほど同様、まずは姿勢をまっすぐにしてリラックスします。

次に、本当は言い返したいんだけど、言い返せないまま上司から一方的に怒られている状況をイメージしてください。

このとき、自分の「舌」がどうなっているかに注目してください。

グッと下アゴのほうに押しつけて、固めているのがわかりますか？

もしかしたら、よくわからないという方もいるかもしれません。

それは、舌が慢性的に緊張していてゆるんでいる感覚がわからないので、緊張にも気づけなくなっているということかもしれません。

言いたいことを言えないでガマンしていると「舌」は緊張して固まります。

そして、アゴも舌も固まりっぱなしだと、我慢していることにすら気づけなくなります。

ここでは「アゴ」と「舌」にわけて、それぞれをゆるめる方法を紹介します。

口をゆるめることで、口だけでなく身体のほかの部分がどのようにゆるんでいくかを体感してみてください。

「アゴの力」を抜く方法

スポーツの世界では、アゴに力が入っていると身体全体も緊張してスムーズな動きができなくなることが知られています。短距離走のトップアスリートのスローモーション映像を見ると、アゴがゆるんでゆれているのがよくわかります。

もう少し一般的なことでいうと、アゴに緊張があると顎関節を痛めたり、睡眠時の歯ぎしりが起こったりするのは皆さんもご存じだと思います。

しかし、「アゴの力を抜いて」といわれても、簡単にはいきません。

なぜでしょうか？

アゴを閉じる筋肉は緊張状態が続くと、ゆるんで伸びることを忘れてしまうのです。だからまず、その感覚を思い出すことが大事になります。

ここでは、その感覚を簡単に体験してみましょう。

まず、立った状態から楽にできる範囲で前屈してみてください。どのくらい前にかがむことができるか、身体の柔軟性はどうかなどを覚えておいてください。

今度は左右どちらかの奥歯に割り箸をくわえて前屈してみてください（72ページ参照）。

身体が柔軟になってかがみやすくなったことに驚いたのではないでしょうか？**アゴが広がってゆるむと、身体もゆるむ**ことが実感できたはずです。

今度は仰向けに寝た状態で、割り箸を奥歯に挟んでください（73ページ参照）。しっかりアゴを開きたいので縦《たて》方向に挟みます。

挟んだらしばらくリラックスして、自分が今行っている呼吸を感じながら身体の変化を観察してください。どんな感じがしますか？

アゴの奥が開いて、くわえた側のこめかみ周辺の筋肉がひき伸ばされている感覚があるはずです。その感覚を味わっていると、首筋や肩、股関節あたりまでゆるむ感じが広がってきます。

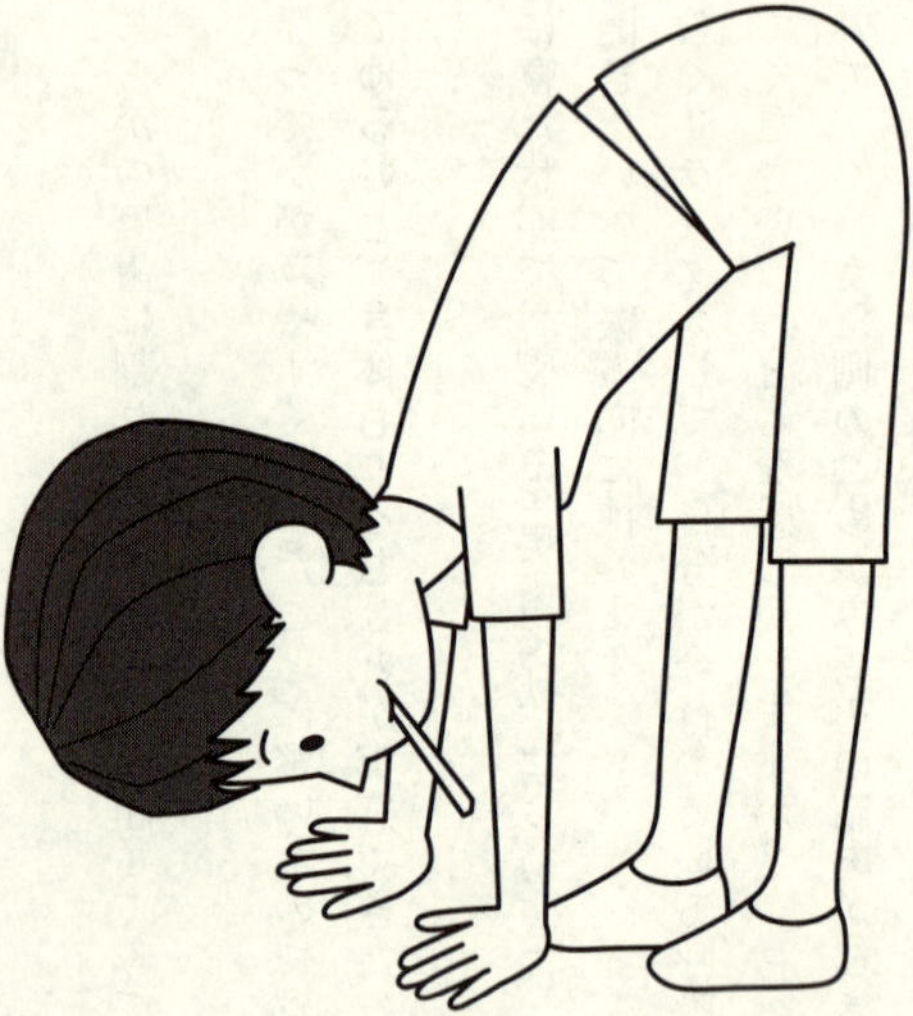

ふつうに前屈した時より、奥歯に割り箸をくわえて
前屈した時のほうが身体が柔軟になる

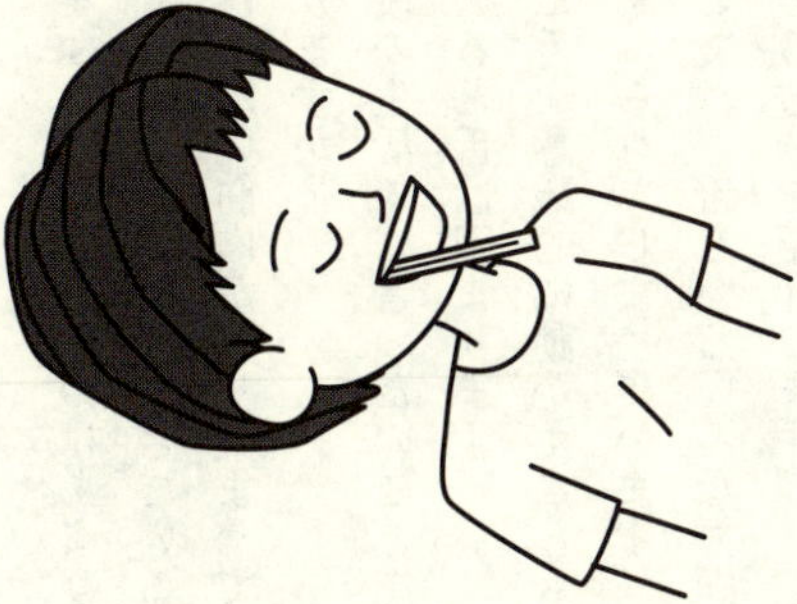

仰向けの状態で割り箸を奥歯にくわえると
首筋、肩、股関節あたりまでゆるむ

片側のアゴをゆるめたら、一度立って身体全体の感覚を確認してみましょう。

ゆるめたアゴ側の身体全体がゆるんで、そちら側の脚だとバランスよく立てているのがわかるでしょう。

このワークは、アゴの緊張が強くて口を開けにくかったり痛みがある方、あるいは肩や首の緊張が強くてなかなか抜けない人にも効果があります。

夜なかなか眠りにつけないときなどにも有効なので試してみてください。

……舌がなめらかになるように

舌をゆるめるというのはあまりイメージがわかないかもしれないですね。

そもそも舌って何でできているかご存じですか？

舌は細かい筋肉が寄り集まってできたものなんです。そんなふうに感じたことはありますか？

普段の生活で、言いたいことを言わずに我慢して、自分を表現することを制限していると舌は固まります。

また舌を意識的に動かすこともないため、舌は固まったままで、動くという感覚も忘れられてしまっています。

ここでは、舌をいろいろな方向に動かすことで固まっていた舌を解きほぐしてゆるめる方法を紹介します。

準備として舌の始まりを確認します（77ページ参照）。

舌は下アゴの骨とのどの間にある「舌骨《ぜっこつ》」から始まります。

まずは、のどぼとけに軽く両手の指先を添えて、左右両方向に軽く滑《すべ》らせるようにして甲状軟骨《こうじょうなんこつ》の脇に指先を置きます。

そのまま両手の中指の指先を上に2センチほどスライドさせて甲状軟骨が途切れるところまで動かします。

その状態で舌を出したりひっこめたりしてみてください。舌を出したときになくなって、舌をひっこめたときに両手の指先に感じられる出っぱりがあります。

これが舌骨です。舌骨は馬蹄形《ばていけい》をしていて、のどと下アゴの筋肉に支えられていて、舌を支えています。

まず、舌の土台である舌骨を指先で押さえて確認し、舌を動かすときは必ずここから動きが始まることを意識します。

やみくもに舌を突きだすような動きをしても、のどやアゴの筋肉を過剰に緊張させるだけで舌はあまりゆるまないので注意してください。

これで準備OKです。

次に、左右の中指の指先で軽く舌骨を押さえて、そこから舌を自由にいろいろな方向に動かしてみます。

口から外に突きだして、上下左右いろいろな方向に舌を動かします。

突きだすばかりでなく、逆に奥にひっこめるような動きもしてみましょう。

また、口の中全体、歯茎《はぐき》の内側やほっぺたの肉の内側など、いろいろな方向へと舌を押しつける動きもしてみます。

このとき、息を止めないように注意してください。

特に時間の制限はありませんが、5分程度を目安にすればよいでしょう。

しばらくいろいろな方向に動かしたら、休んで舌の状態を確認します。

動きを始める前より、柔らかくなっているのがわかります。

何かしゃべってみると、普段に比べて舌がなめらかに動くのが感じられると思います。これがいわゆる「滑舌《かつぜつ》がよい」状態です。

逆に、普段いかに無意識に舌を緊張させているかに気づくこともできます。

舌がゆるんだ感覚が、首や肩など身体の他の部分にも広がっているかどうかも確認します。

固まっている舌をゆるめる

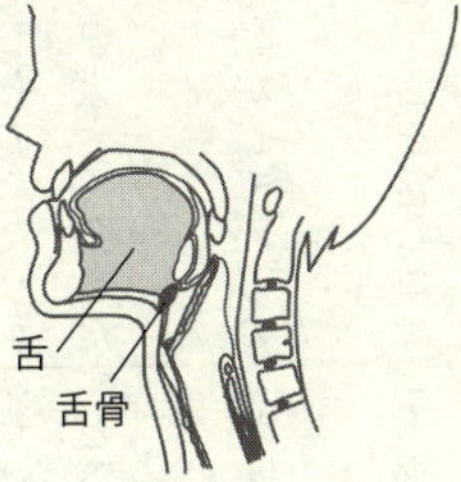

舌は舌骨から始まる

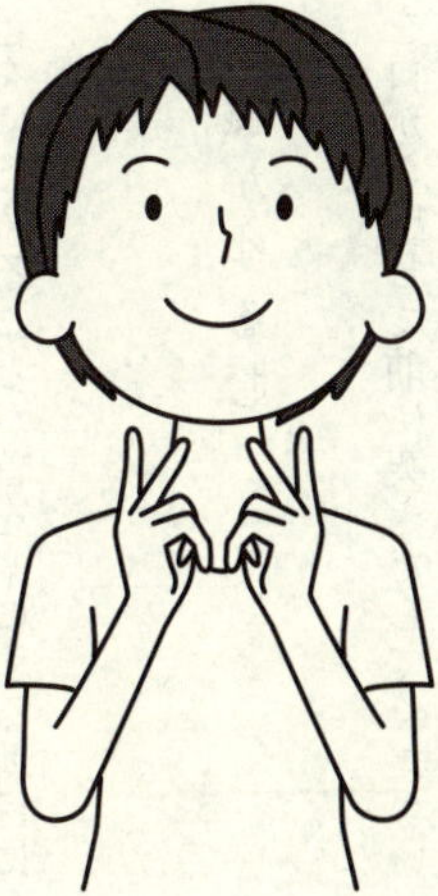

指で舌骨を確認。軽く押さえたら、舌を上下左右に動かしたり、奥にひっこめたりすることで、舌がなめらかになり「滑舌」もよくなる

舌が緊張すると、のどが固まり、のどが固まると、首全体が緊張します。首が固くて違和感があるという方は、舌をゆるめることが首を楽にする助けになるのでおすすめです。

……………口がゆるむと内臓がゆるむ

「ハァー」と息を吐きながら、舌を口から出して前に突きだしてください。みぞおちのあたりがひっぱられて反応しているのがわかりますか？もっと大きく突きだすと下っ腹あたりまでつながって反応するのが感じられます。

舌を動かしているのにお腹全体が動いている、これはどういうことだと思いますか？

実は、舌を含む口は「〜食道〜胃〜十二指腸〜小腸〜大腸〜肛門」とつながる消化器の管の入り口になっているのです。

胃腸の調子が悪いと口が荒れたりすることからも、口と内臓全体はつながっているというのは実感できます。そして、口が緊張するとそれは内臓全体に広がります。

プロローグ（24ページ）において、「目耳口鼻の緊張が蝶形骨を介して内臓に伝わり、身体全体の緊張につながる」と述べました。

ここでは、口がゆるむことで身体の芯である内臓がゆるみ、そして身体全体がゆるむことを実感してみましょう。

まず、立った状態からかがんでみてください（81ページ参照）。

どのくらい前にかがむことができるか、身体の柔軟性はどうかなどを覚えておいてください。

このとき、口（アゴや舌）がどんな状態になっているかにも注意を向けてください。慣れないことをやろうとするときは、たいてい口を緊張させているものです。

そして、前に楽にかがんだ状態で、舌を出しながらハァーと口から息を吐きます。舌骨から舌が出ている感覚を思い出してリラックスして行ってください。

呼吸するごとにお腹の深いところがゆるんで、自然により深くかがむようになります。

そして、それをさらに続けていると、背骨が伸びてくるのがわかります。お腹（内臓）が固まると、背骨は前側（お腹側）にひっぱりこまれるようにして丸まって固くなります。お腹を固めたまま背筋を伸ばして姿勢をよくしようとしても、過剰な力が必要となり疲れてしまいます。

逆に、お腹が伸びやかになると背骨も自然に楽に伸びて、姿勢を維持したり動いたりするのが楽になり疲れにくくなります。

特に、胸やお腹など身体の前側の緊張が強くて疲れやすい方には「舌をゆるめる」ワークが有効です。

舌をゆるめるワーク

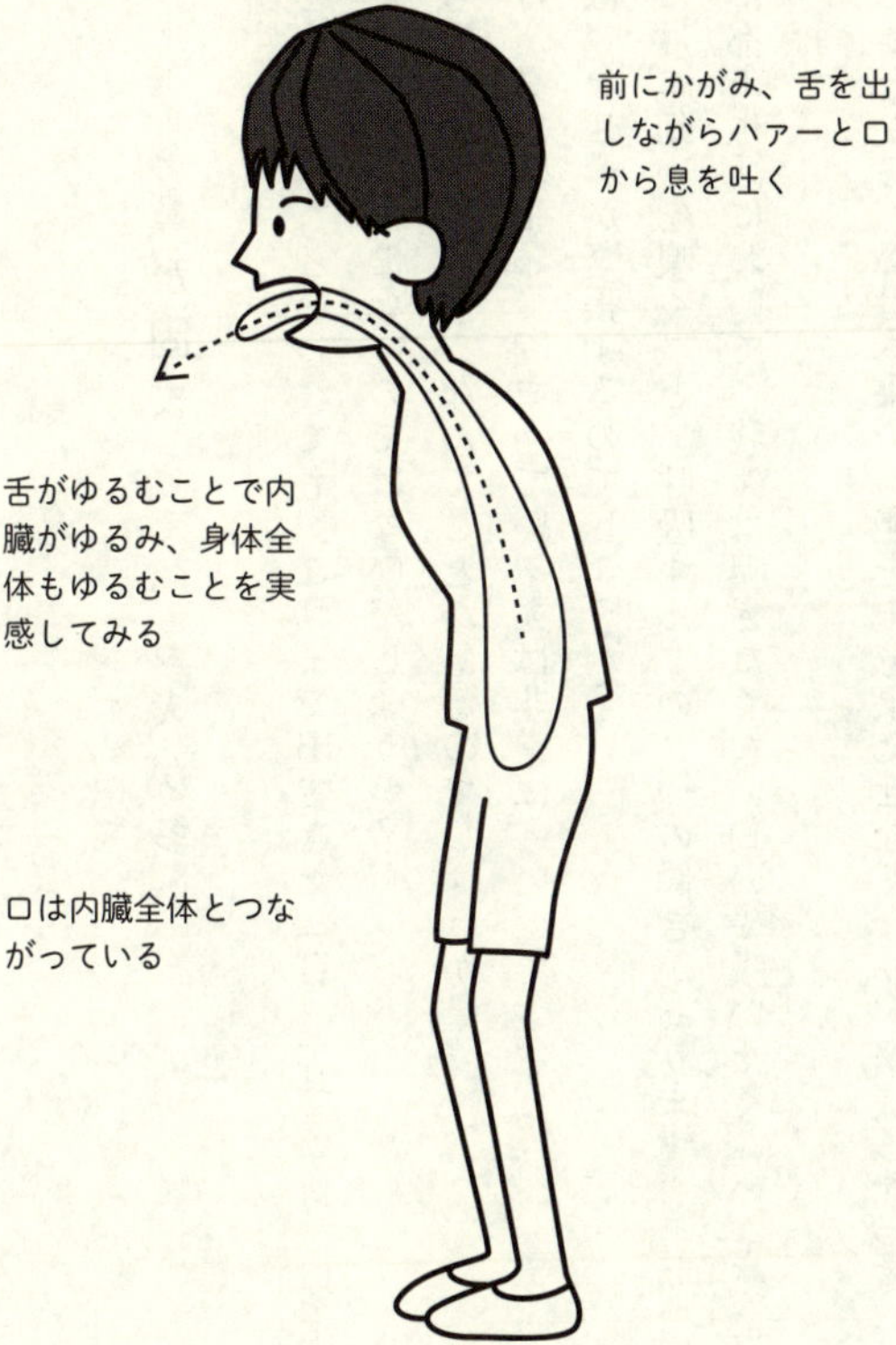
前にかがみ、舌を出しながらハァーと口から息を吐く
舌がゆるむことで内臓がゆるみ、身体全体もゆるむことを実感してみる
口は内臓全体とつながっている

鼻をゆるめる

鼻が固まっている人が多い

「鼻をゆるめる」といわれても、これまで出てきた「目」「耳」「口」以上に皆さんにとってピンとこないのではないでしょうか？

そもそも鼻が緊張するなんてことがあるのでしょうか？

実は、鼻が緊張して固まっている方は非常に多いのです。

では、なぜ鼻が緊張するのでしょうか？

鼻には「匂いを嗅《か》ぐ」と「呼吸する」の２つの働きがあります。

特に都市生活において、我々は嗅ぎたくない匂いや吸いたくない空気にさらされています。

このことから、鼻は本来の機能を十分果たせなくなり、緊張しきっています。

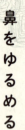

それぞれの働きが制限されることでどのように鼻が緊張するのか、順に見ていきましょう。

……人は好き嫌いを鼻で嗅ぎ分けている

まず実験をしてみます。

何か嫌な匂いを嗅がされたとイメージしてください。

顔の中のどこかが反応するので感じてみてください。

鼻の上にシワを寄せて、顔をしかめているのではないでしょうか？

このとき、鼻と額《ひたい》の境あたりにある鼻根筋《びこんきん》という筋肉を緊張させて、匂いが入ってくるのをブロックしようとしています。

今度は逆に、美しい自然の中でとても心地よい匂いのする空気の中にいるとイメージしてください。

先ほど緊張させてシワを寄せていた鼻の上あたりが伸びやかになって、鼻の奥がスーッと通るような感じになったのではないでしょうか？

次に、これから嫌な人に会わなければならないとイメージしてください。先ほど嫌な匂いをイメージしたときと同様に、鼻根筋を緊張させたはずです。

人間はこのように好き嫌いを鼻で嗅ぎ分けています。元をたどれば、哺乳類がモノを食べられるか食べられないかを匂いで嗅ぎ分けることに由来します。食べられるものは好きだし、食べられないものは嫌いということです。

満員電車に乗っている人を見ると、ほとんどが鼻の上を緊張させて嫌な思いをしているというのがわかります。

我々は都市生活の中で、身体にとってストレスとなるようなものに囲まれて暮らしているので、鼻根筋を緊張させて、しかめっ面《つら》になる時間が長くなってしまっているのです。

ここで、鼻根筋をゆるめるワークをご紹介します。

身体が楽な状態であれば、立ったままでも座っていても、あるいは仰向けになって行っても構いません。また目は閉じていても、開いたままでも大丈夫です。

鼻をゆるめるワーク

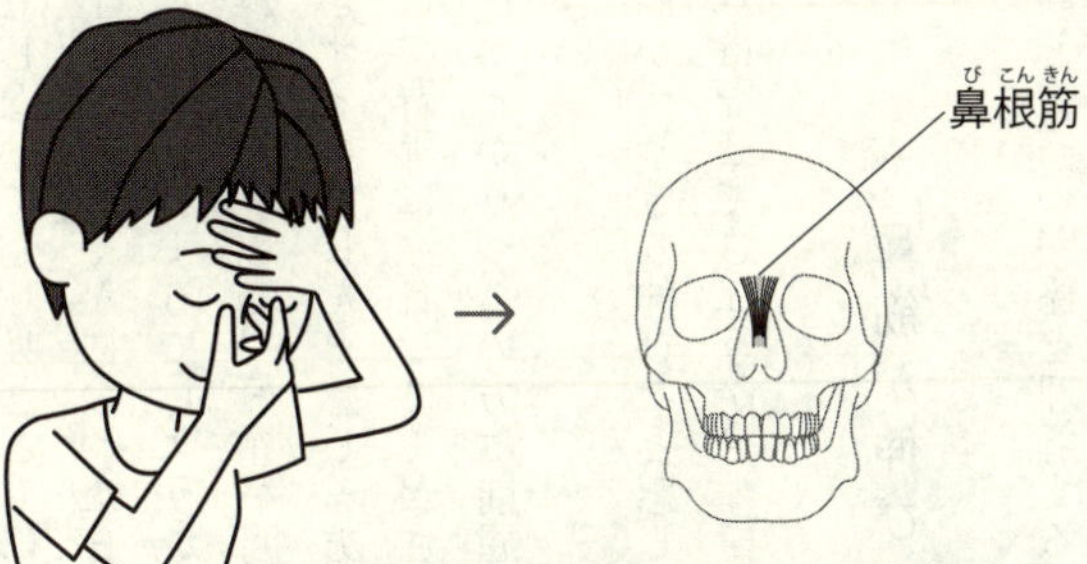

片手の親指と中指、額に触れたもう片方の小指のつけ根を軽く鼻根筋に触れ、眉間のあたりで呼吸しているイメージで

まず、上の図のように、片手の親指と中指で鼻のいちばん上あたりを軽く挟むようにします。触れるか触れないかぐらいソフトに手を添えます。

次にもう片方の手のひらで軽く額に触れます。小指のつけ根が、眉間《みけん》のあたりにくるようにします。

これで、小指のつけ根ともう片方の手で挟んだ指で鼻根筋の上下に触れたことになります。

鼻根筋のあるあたりに薄いシートのようなものがあるとイメージしてください。

そして眉間のあたりでごく軽く呼吸するようにして、一呼吸するたびにシ

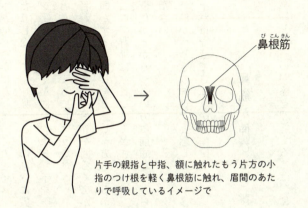

ートが伸びやかになっていくのをイメージしてください。決してシートをひっぱったりしないで、呼吸とともに自然に広がっていくのを静かに待ってください。シートが伸びやかになったら、手を離して身体の感覚を確かめてみましょう。

どんな感じがするでしょうか？

目がパッチリして、視界が明るく広がったと感じるのではないでしょうか？

頭がすっきりしたと感じる方もいるかもしれません。

ここで背骨に注目してください。

変化がわかりづらい方は前屈しながら、鼻根筋をゆるめるワークを行ってみてください。

背筋がすっきり伸びたと感じる方が多いはずです。

それはなぜでしょうか？

……………鼻筋が伸びると背筋も伸びる

鼻筋と背筋の関係を理解するには、鼻の構造と頭蓋骨から背骨にかけての解剖学について少し詳しく知る必要があるので、ここでご説明します。

鼻の奥には篩骨《しこつ》という立方体の骨があります。この骨は、嗅覚《きゅうかく》神経の通り道になっていて、実際何か匂いを嗅ごうとすると篩骨が意識されるのがわかります。

そして、この骨を起点として頭蓋骨の内側から背骨の内側に垂直方向に縦の膜のつながりがあり、終点は尻尾の名残の骨、尾骨《びこつ》になります(89ページ参照)。


ここで、その縦のつながりを実際に体感してみましょう。

クンクンと鼻の奥に吸いこむようにして、何か匂いを嗅いでみてください。

背骨の深いところが縦に伸ばされるような感じがするのはわかりますか?

その動きは、背骨の末端である尾骨まで届いています。頭の部分は、ウルトラマンの角みたいなものが頭蓋骨の内側の真ん中に入っています。何度か行っていると、頭の中を通る縦のつながりまで感じられるようになるでしょう。

匂いを嗅ぐことで鼻の奥にある篩骨が反応して、そこから頭蓋骨を経て背骨全体につながる縦の膜が活性化していることが体感できたでしょうか?

ここで元の疑問「鼻筋が伸びると、背筋が伸びるのはなぜか?」に戻ります。

都会生活の中で無意識に匂いを嗅ぐことを制限している我々は、鼻筋を緊張させることで篩骨を固めて、そこからつながる背骨の中にある縦のつながりも固めてしまっています。

これは背骨の中にある、まさに「身体の芯」といえる部分で、一度固まるとストレッチやマッサージなどでは簡単にゆるめることがむずかしく、背骨のゆがみの原因となっていることもあります。

そして、それをゆるめるには、元の原因となっている鼻筋をゆるめるのが有効であるというわけです。

鼻筋の無意識の緊張を解くためには、「鼻筋を通す」という意識が役に立ちます。**鼻筋をすっと通して、縮めていた鼻筋を伸ばすことで、背筋も自然に伸びやかになります。**

思わずしかめっ面になってしまうようなストレスが多い環境にあっても、鼻筋を通すことで、身体は疲れない状態でいられるのです。

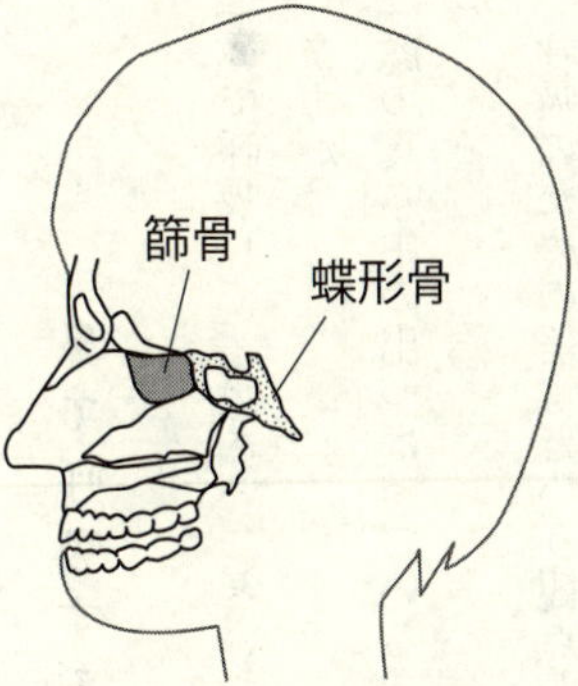

匂いのセンサー「篩骨《しこつ》」。匂いを深く嗅ぐと、背骨全体につながる縦の膜が活性化することを感じることができる

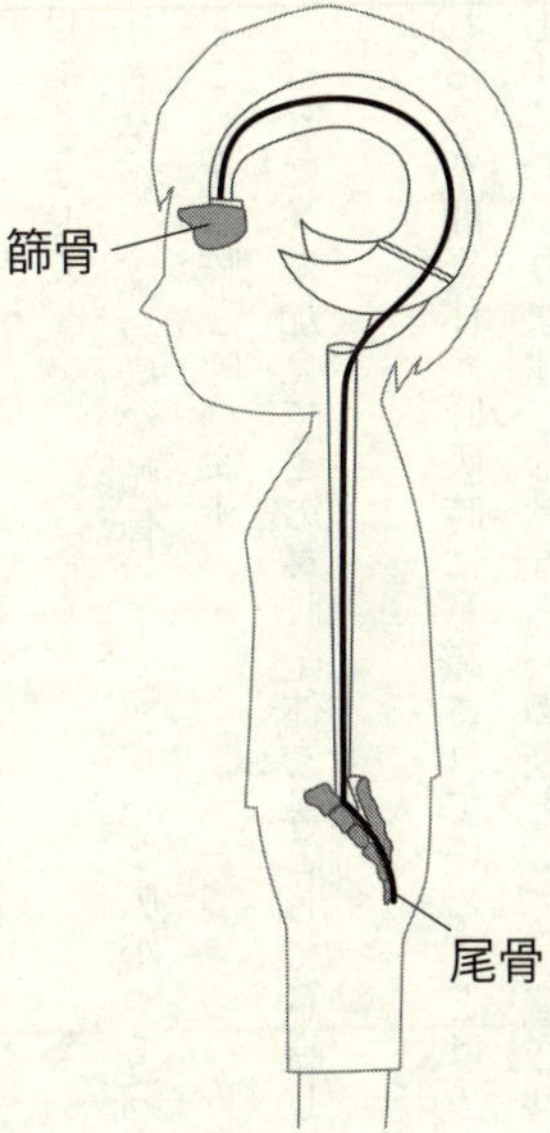

正中の膜でつながる篩骨と尾骨

鼻で呼吸すると顔の表情が明るくなる

「鼻で呼吸してください」といわれたとき、皆さんは顔のどの部分を鼻だと認識しますか？

「顔の真ん中の出っぱっているあたり」という、曖昧《あいまい》な捉え方ではないでしょうか。

呼吸のための器官という観点からいうと、鼻は顔の真ん中の出っぱった部分と鼻孔《びこう》（鼻の穴）だけではありません。

鼻孔からの空気の通り道が額、鼻の横、頬骨《ほおぼね》、上顎骨《じょうがくこつ》へと広がって洞穴のような構造になっていて、これを鼻腔《びくう》と呼びます。

呼吸するときは、出っぱった鼻に加えてこの鼻腔全体を鼻として意識して使う必要があります。

しかし、実際にはこれらの空間全体が呼吸時に意識されていることは少なく、それは外から見ていてもすぐわかります。なぜなら、鼻腔として意識されていな

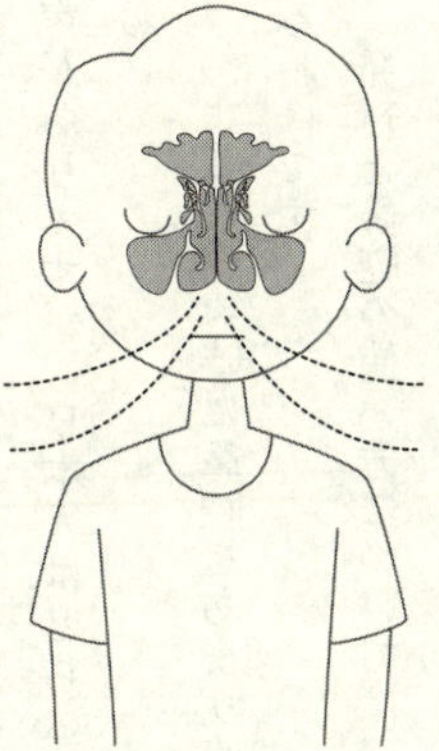

顔がひきつるのは鼻腔に息が通らず頭の芯が固まっているから。呼吸は鼻腔全体を使うと明るい表情になる

い部分の顔の表情筋が固まってしまうからです。

額、鼻筋、ほっぺた、上アゴまで、いきいきした明るい表情に必要な部分の筋肉が能面のように固まります。

急に笑顔になろうとしても顔がひきつってしまうのは、奥にある鼻腔に息が通らず、頭の芯が固まっているので、その状態で表面にある表情筋を動かそうと頑張っても、無理な話なのです。

鼻腔に息が入らないのは、特に日本人に特徴的に見られる現象なのですが、それは発声の仕方にも関係があります。

現代の日本人の発声は口の中で主に響《ひび》かせていて、鼻のほうまで抜けない傾向があります。

英語で同意を示すときに、「Uh-huh（アーハン）」という鼻に抜ける独特の発声がありますが、日本人はどちらかというと鼻に抜けるような話し方をしません。

つまり、発声時に鼻腔をあまり使わないので、そこで呼吸する感覚も薄れているわけです。

発声と鼻腔の使い方については、第3章（192～199ページ）で詳しく述べますのでそちらをご覧ください。

ここで鼻腔全体を使った呼吸法の練習をしてみましょう。

まず左右どちらか片一方だけで行って、呼吸が入ってくると顔の筋肉がどんなふうに反応するかを確認します。

眉《まゆ》の少し上に中指を、頬骨の出っぱりの少し内側に親指を軽く置きます（94ページ参照）。

そして、鼻孔から指が置いてある方向に軽く息が流れこんでくるのをイメージしながら息を吸います。吐くときは逆のイメージです。

呼吸は鼻から吸って、鼻から吐きます。

肩や首に力が入らないように、楽で自然な呼吸を2～3分続けたら、手を離して身体がどんな状態になっているか確認してみます。

指を添えて呼吸を意識した側の鼻の通りがよくなって、目がすっきりしたような感じになったのではないでしょうか？

目が大きくなったり、頬骨が柔らかく持ちあがったり、あるいは顔だけでなく首から下の身体にも変化を感じるという方がいらっしゃるかもしれません。

逆に、指を添えていない側は縮んで固まって不快に感じるでしょう。

いつもは縮んで固いのがあたり前になっているのですが、いったんゆるんで心地よい感覚を体験すると、実は普段から不快な状態であるのを我慢していたということに気づきます。

顔が固まっていないかどうかいつでも自分でチェックできるように、このゆるんだ感覚をよく覚えておいてください。

鼻腔全体を使った呼吸法

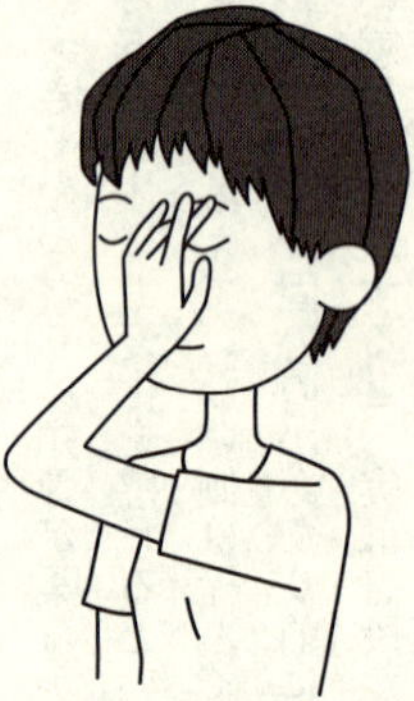

眉の少し上に中指を、少し内側の頬骨に親指を軽く置き、鼻孔から指が置かれている方向に息が流れこんでくるイメージをしながら息をする

今度は左右両方の鼻腔に息が入るように、両手を添えて実際の鼻呼吸の練習をしてみましょう。

しばらく呼吸を続けていると、呼吸が深くなってお腹が動くことに気づくはずです。

鼻腔全体を意識して呼吸すると、自然に腹式呼吸になります。

その理由は、鼻腔が頭部の中心にある蝶形骨の中まで広がっていることと関係があります。

鼻腔全体を意識することで、鼻孔から入った空気が蝶形骨の中にある洞穴のような空間まで広がり、蝶形骨が自由に動き、それに連動して横隔膜も呼吸とともに自由に動きやすくなるのです。

蝶形骨が頭の芯であり、膜を介して横隔膜につながっているという話の詳細は、63〜67ページにありますのでご参照ください。

鼻呼吸をすると、耳をひっぱったときと同様に頭の芯がゆるむので、目や頭など特に首から上の不快な緊張が解けて、こわばって固まっていた顔もゆるみます。

鼻呼吸のいいところは、いつでもどこでもできることです。慣れてくると手を添える必要もありません。

そして、鼻呼吸の心地よさを十分に体感してなじんでくると、意識しなくても自然に鼻腔全体を使った呼吸ができるようになり、頭や身体の芯が常にリラックスして固まることがないので、しなやかな立ち居振る舞いが可能となり、疲れ知らずの身体になるのです。

簡単で手軽にできるのに、そのメリットの大きさは計り知れない鼻呼吸をぜひマスターしてください。

第2章 身体の芯から楽になる

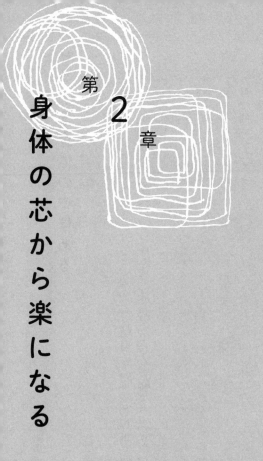

ヒントは身体の中にある

第1章では、目耳口鼻に働きかけることで、身体を芯《しん》からゆるめて疲れをとる方法をご紹介しました。疲れても、自分の力で回復できる手軽な方法を知っていることは大事です。

しかし、疲れては休憩をとって回復するためのワークをして、また疲れてはワークをするということを繰り返すのも、それはそれでたいへんです。そもそも、身体が疲れなければそれにこしたことはありません。

この章では「疲れをとる」ではなくて、「疲れにくい身体になる」という次の段階を目指します。

「疲れにくい身体は普段から鍛《きた》えている元気で健康な人たちだけのもので、自分には無縁のもの」と思われる方がいらっしゃるかもしれません。

いえいえ、そんなことはないのです。

本当にほんのちょっとした工夫で、身体はずいぶん楽になるのです。

身体は、自然に楽なところで自分を支えて疲れを最小限にしようとする働きを生まれながらにして持っています。それをひきだしてあげればよいのです。

「そんなことができるの？　むずかしいのでは？」

いえいえ、すごく簡単なのです。

自分の身体がどうなっているかを観察して、気づくだけでいいのです。

もう少し具体的にいうと、身体（筋肉、関節、内臓など）の中にあるセンサーを少し働かせればよいのです。

第１章で取りあげた「目耳口鼻」が身体の外の世界へのセンサーだとすると、今度は身体の内側へのセンサーということになります。

内側へのセンサーを働かせることが、身体のバランスにどのように影響するか実際に体感してみましょう。

楽に立ってみて、まず身体全体がどんな様子か観察します。

背中はまっすぐか、肩に力が入っていないか、頭は背骨の上にどんなふうにのっているか、立つことに対してどの程度のエネルギーを使っているか、などを自分の身体の感覚を通してチェックします。

次に、足裏と地面との接触を感じます。

そして、足裏のどのあたりが地面と接触しているかを観察します。

つま先側と踵《かかと》側ではどちらにたくさん接触があり、重さがかかっているか？

親指側と小指側を比べたらどうか？

あるいは左足と右足ではどうか？

これらを身体に問いかけながら、観察を続けてみてください。

しばらくすると、足裏の重心が揺らいでくるのが感じられるでしょう。

そして、それによって身体全体がどのように反応するかも感じてみましょう。

膝《ひざ》がゆるんだり、身体を少しねじるような動きが自然に出てくるかもしれません。

反応が落ち着いたら、自分がどんなふうに立っているか観察してみます。

最初に立ったときに比べて、姿勢がどんなふうに変わったか、立つということに対するエネルギーがどのように変化したかを確認してください。

多くの方は、ただ身体を観察するだけで何も努力していないのに、少し楽になったことに驚いたのではないでしょうか？

行ったのは身体を観察しただけなのですが、ちょっとしたポイントがあるのです。

それは**「身体の中につながりを見つける」**ということです。

先ほどのワークでは、足裏の重心と身体全体のバランスを同時に観察しました。

このことで、足裏と身体全体に「つながり」ができたのです。

では身体の中につながりができると、なぜ身体を楽に支えることができて、疲れにくくなるのでしょうか？　本章では、それを実際に体感していただけるようなワークをご紹介していきます。

長時間椅子に座っていても疲れない方法

……下手な座り方はエネルギーの浪費

皆さんは一日のうち、どのくらいの時間、椅子に座って過ごしていますか？

会社で仕事をしているとき、電車での移動時、食事時、自宅でパソコンに向かっているときなど、一日の大半を椅子に座って過ごしているという方も多いでしょう。

そこで思い出してほしいのですが、皆さんは普段どんな姿勢で椅子に座っていますか？

何時間でも座り続けていられるような、楽な姿勢になっていますか？

短い時間なら椅子に座るのは楽だけど、ずっと座りっぱなしはきついという方も多いのではないでしょうか？

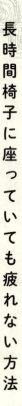

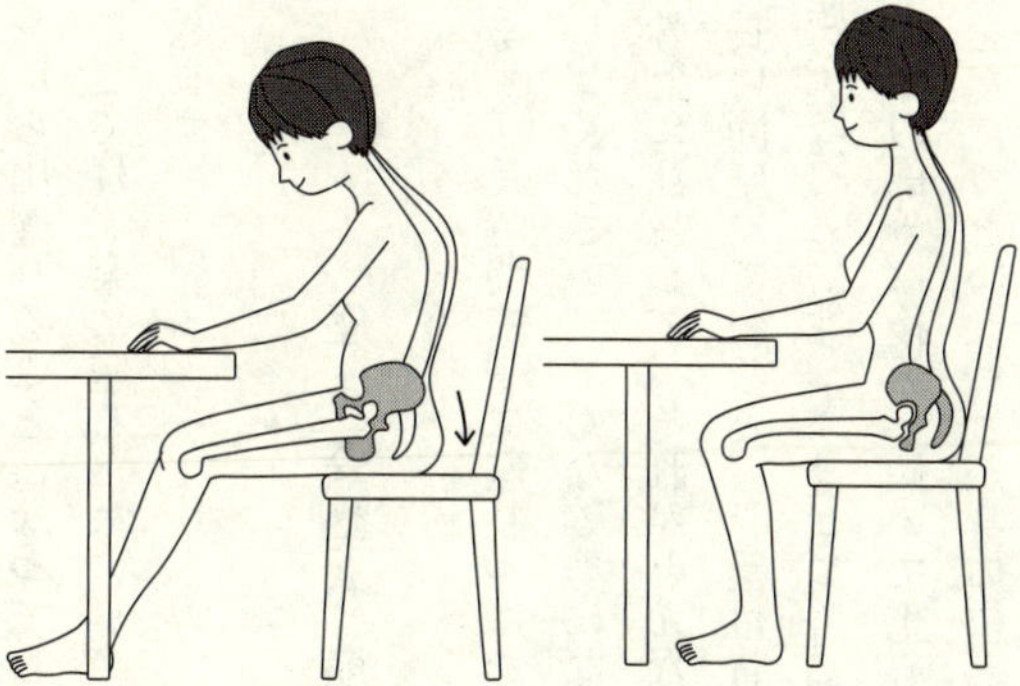

左側の「悪い姿勢」になると骨盤が後ろに傾く

腰に問題のある場合は、「むしろ立っているほうが楽。座るのは苦手《にがて》」という方もいらっしゃるかもしれません。

椅子は本来、姿勢を支える身体の負担を減らすための道具です。負担が減って余った分のエネルギーを腕で行う作業や脳の働きに使いたいのです。

だから、「楽に座る」方法を知っていることは、身体が疲れなくなるというだけではなく、仕事、勉強、人とのコミュニケーションなど、諸々の日常生活をうまく行うためにとても重要なことなのです。

逆に、座っているだけで多くのエネルギーを使っているようだと、スタートラインから出遅れることになってしまい、それはもったいない話なのです。

ここでは、楽に座るためのポイントを実際に体験していただきながら解説していきます。

座る姿勢が崩れる理由

まず、長時間椅子に座りっぱなしでパソコンで作業しているときのことを思い出してください。どんな姿勢になっているでしょうか?

骨盤に注目して、それがどんなふうになっているか考えてみてください。

長い間座っていると、骨盤は背もたれ側に傾いて背中全体が丸まり、いわゆる「悪い姿勢」になってくるのではないでしょうか?

胴体の部分は後ろに傾いて重心は後方へ下がっていくのに、腕は前でキーボードをたたくということが身体にとってはしんどい姿勢であるというのは、体感でわかるはずです。これでは疲れてしまいます。

そして、時どき思い出したように背筋《せすじ》を伸ばして、姿勢をまっすぐに戻すのですが、作業を始めて数分後には、また悪い姿勢に戻ってしまう、という体験をしたことはないでしょうか？

背筋を伸ばそうと努力しても、またすぐ丸まってしまうのには理由があります。

ヒントは脚の使い方にあるのです。

お尻だけで座るから疲れる

「楽に座るには脚の使い方が大事」というのは意外に感じるかもしれません。「座るのはお尻でしょ？」という疑問があるのもわかります。

実は、ここにヒントがあります。

立っているより座るのが楽なのは、身体を支えるポイントが増えるからです。身体を支えるポイントが増えると楽になるのは、片脚立ち（ポイント1つ）より、両脚立ち（ポイント2つ）のほうが楽なことからもわかりますよね。

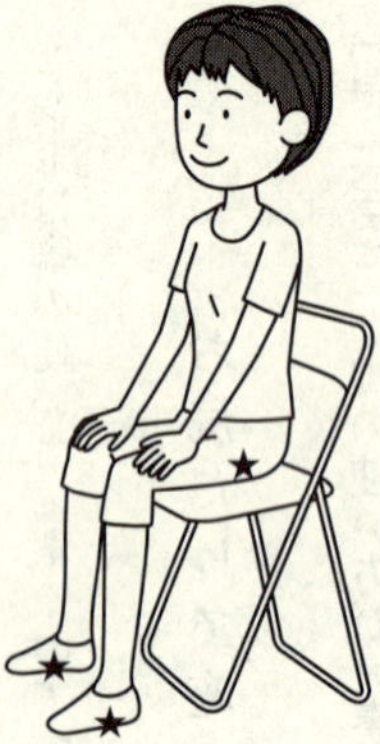

3点で支えて座ると楽になる

「座る」というのは、両脚立ちに、お尻というポイントが増えて3点で身体が支えられるようになるから楽なんです。

ところが多くの場合、座ったとたんに本来あった脚の2つのポイントが忘れられて、「お尻1点」で支えるという状態になってしまっているのです。

3点で支えられるところを1点で頑張るなんて、効率が悪いですよね。

それだけではありません。

本来、身体を支えているはずの脚がなおざりにされて、宙ぶらりんになってしまうのです。脚を組みたくなったり、貧乏ゆすりしたくなるのは、脚が身体を支える機能を果たしていないことが理由です。

そして、本来の機能を失った脚はその重みで前下方へズリ落ちていき、それとバランスをとるために骨盤は後ろに倒れざるを得ないのです。

脚の支えがなくなることで、姿勢が崩《くず》れていく理由がおわかりいただけたでしょうか。

楽に座る方法・その1

これまで「座るというのはお尻で身体を支える」と考えてきた方にとっては、「座っているのに脚も支えとして参加している」というアイデアは頭では理解できても、感覚的にピンとこないかもしれません。

ここでは、それを簡単に体験できるワークをご紹介します。

一つ目は「お尻だけにかかっている重心を足裏にも移していく」方法です。

お尻から重心を脚に移していくためには、骨盤が椅子の上で自由に動けるよう

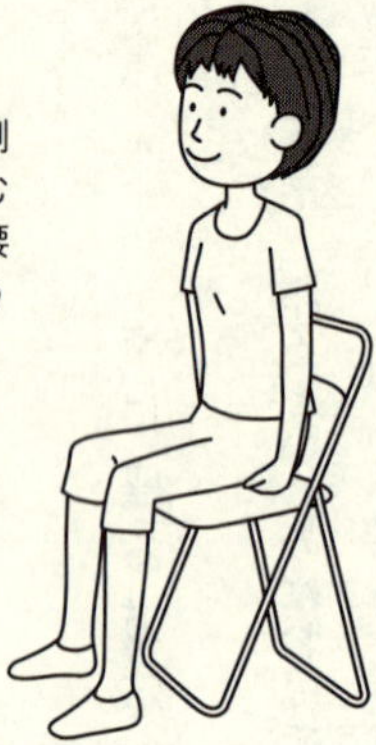

両手を太腿の裏側と座面の間に挟むだけで、背中や腰が軽くなったように感じる

になる必要があります。

お尻（坐骨《ざこつ》）に全部の重さをかけたままだと、骨盤は動かしにくいのでちょっとした工夫をします。

両手を太腿《ふともも》の裏側、坐骨より少し膝よりの部分と座面の間に挟《はさ》むようにして入れてください。

骨盤が前後に動きやすくなったのがわかりますか。

これだけで背中や腰が軽くなった感じがする方もいるはずです。

骨盤がなめらかに前後に傾く動きができるようになるのを確認したら、そのままゆっくりと身体を前に傾けてください。いわゆる「お辞儀《じぎ》」の動きです（110ページ ⓐ）。

このとき肩や背中など身体全体の力を抜いて、その重さを足裏で受けとるような感覚を持ってください。膝の真下に足裏の土踏まずがくるようにして、脛《すね》がまっすぐ立つようにします。

そして、ある程度前にかがんで足裏にしっかりと重さがかかったら、今度は足裏で地面を踏んで身体をゆっくり起こしてきてください（110ページ ⓑ）。

このとき、背中の力を使って身体を起こさないようにしてください。

骨盤から上は脱力したまま、足裏で床を押す反作用で身体が起こされてくるのを感じながら、ゆっくり戻ってきてください。

両足裏とお尻の3点で身体（頭〜骨盤）を支えているのが感じられますか？お尻で座りこんでいたときに比べると上半身の力が抜けて、脚を含めた下半身がどっしりしているはずです。

この状態では、脚を組んだり、貧乏ゆすりをするという気はまったく起こらないはずです。

骨盤の動きがスムーズになったら、今度は太腿の下に置いていた手を抜いて、

a

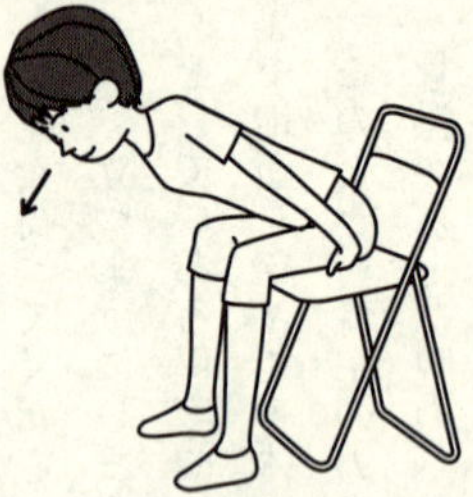

お尻だけにかかっている重心を足裏にも移していく方法

b

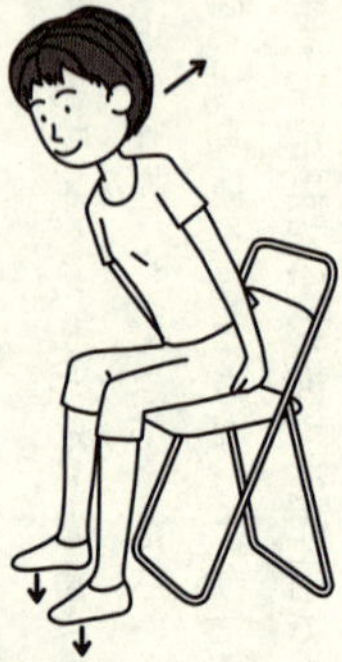

a - b お辞儀をして、足裏を踏んで起きあがる

c

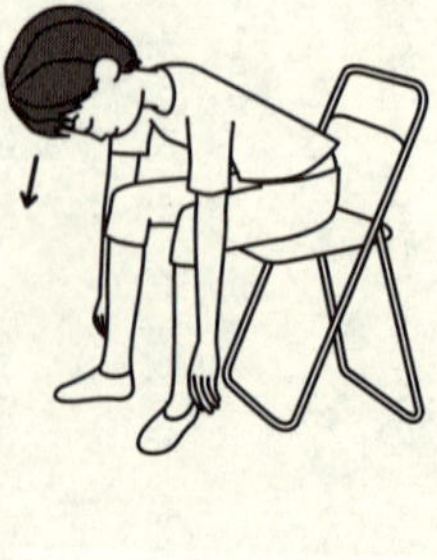

c 腕をぶらさげてお辞儀する

腕を前にぶらさげるようにして前屈してみてください（110ページ ⓒ）。

上半身の力がより抜けて、背骨がすっきり伸びるのが感じられたら、また先ほどと同様に床を足裏で踏んで起きあがります。

このとき、背骨がゆるんで伸びやかになっている状態を足裏で支えるように意識してください。

楽に座る方法・その2

両足裏とお尻の3点で身体を支える座り方として、もう一つ別の方法をご紹介します。

お辞儀の動きがわかりづらいという方は、まずこちらを試していただくといいでしょう。

今度は、椅子の前にいったん立ってください（113ページ ⓐ）。

立っているときは、両足裏に身体の重さがのっているのが明らかにわかるはずです。

その重さを少しずつ、お尻に移すようなイメージを持って、徐々にお尻を座面に下ろしていってください（次ページ b）。

お尻が座面に接触しても、どかっと座りこまないで、徐々にお尻でも重さを受けとめるようにして、最終的に3点で支えるようにしてください。

山登りの途中でリュックをしょったまま、ほんの少し一休みするときに、高めの切り株に腰掛けるような動きです（次ページ c）。いったんお尻で座りこんでしまうと、そこから戻ってくるのがたいへんだということを身体が本能的に知っているため、誰もが無意識にやっている動きです。

最初から足裏に重さがのっているという点で、「お辞儀の動き」より3点にのる感覚がわかりやすいかもしれません。

それでも3点にのる感覚がわかりにくいという方は、バランスボールに座ってみてください。3点にのれていないと身体を支えることはできませんから、否《いや》でも応でも体感できます。

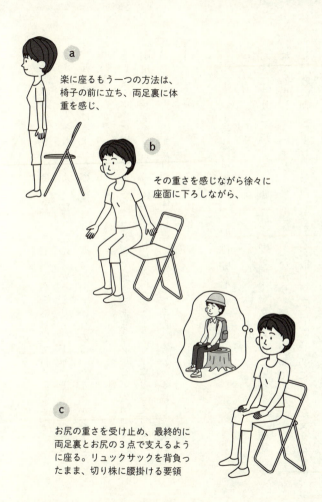

a

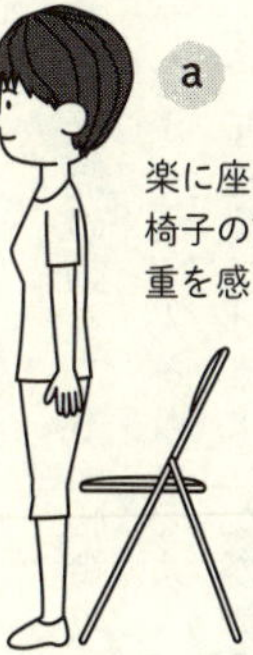

楽に座るもう一つの方法は、
椅子の前に立ち、両足裏に体重を感じ、

b

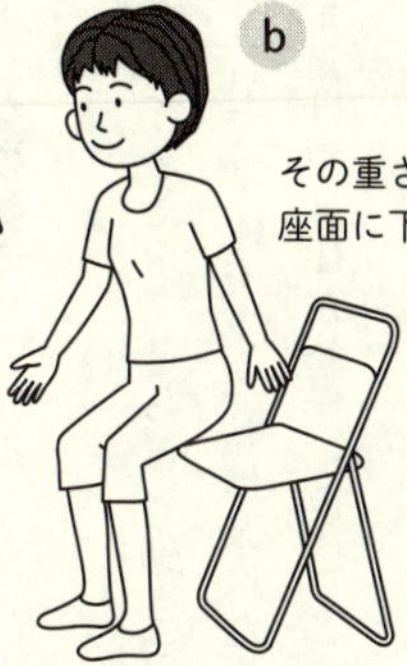

その重さを感じながら徐々に
座面に下ろしながら、

c

お尻の重さを受け止め、最終的に
両足裏とお尻の３点で支えるように座る。リュックサックを背負ったまま、切り株に腰掛ける要領

「お辞儀の動き」も「腰掛ける動き」も、どちらも日常で行える動きです。

どかっとふんぞり返るように座りこんでいるよりも、丁寧《ていねい》に深々とお辞儀したり、軽く腰掛けるような姿勢のほうが疲れないというのは、なんだかおもしろいと思いませんか？

そして、本当に慣れてきたら、どちらの動きもあまり必要なくなります。

「両足裏、お尻の3点で身体を支えれば楽になる」ということさえ覚えていれば、それを思い出すだけで身体が勝手に反応して楽なバランスを探してくれるのです。

身体は楽に、心は安心

お尻に座りこんでいた状態では、「脚が胴体を支える」という本来の機能が失われていました。つまり「脚と胴体のつながり」がない状態でした。

お辞儀の動きにより、そのつながりを取り戻すことで、楽に身体を支えるという身体本来の自己調整の機能が働くようになったわけです。

自己調整が働いていると、姿勢を支えるために努力する必要がないので、長時間そのままでいても疲れません。

また座っている姿勢で脚が胴体につながっていることは、脚を介して身体が地面とつながるということも意味します。いわゆる「地に足がついた状態」です。

人間が重力下で自分の身体を支えるためには、身体の重さを地面に伝えて、その反作用を身体で受けとることが必要です。

自分を支えるために地に足がついていることはたいへん重要で、それがあると安心するし、それがなくなると不安になります。

椅子に座っているときに3点で支えることは、身体を楽に保つだけではなく、心が安心していられるためにも大事なのです。

また心が安心していると、身体は身構える必要がないので、その分疲れにくくなります。

3点で身体を支えて座る感覚を身につけることで、日常生活が少しでも楽になることを願っています。

立ち続けても疲れない方法

——何分立っていられる？

皆さんは、どのくらいの時間立ち続けていられますか？

電車で立ちっぱなしになることを想像すると、どのくらいなら平気と思えますか？

同じ姿勢で立ちっぱなしは、30分でも結構きつく感じるのではないでしょうか。

私がはじめて立っているのがしんどいと感じたのは、まだ20代前半の頃でした。仕事が休みになる週末はいつも大きな書店に行って、さまざまな分野の本を買いあさるのを楽しみにしていたのですが、30分ほど立っているとどうしようもなく疲れてしまうのです。当時は大型の書店でもまだ椅子を置いていませんでした。

そのとき自分で発見したのは、「ちょっと歩いてみると楽になる」ということでした。

少しうろうろ歩いてみると、また立っていられるようになるのです。

その当時は、歩くと身体がほぐれるのかなぐらいに考えていました。ほぐれるということ自体は間違いではないのですが、立ちっぱなしより歩いているほうが楽なのにはもう少し明確な理由があるのです。

その理由がわかったのは、自分自身が身体の専門家になって人の施術《せじゅつ》を行うようになってからでした。

……………立ちっぱなしが疲れる理由

立ちっぱなしが疲れる理由、それは身体が本来あるべき「つながり」を失ってしまいやすいからです。

先ほど出てきた「お尻に座りこむように椅子に座っていると疲れる」のと同じ理由なのです。

「立ってるんだから、脚はちゃんと地面についているでしょ?」とお考えの方がいるかもしれません。

少し説明させてください。

まず、楽に立っている姿勢とはどのような状態かを考えてみます。

ボディワークでは、成人では約5キログラムもある頭を背骨および身体全体がどのように支えているか、という視点で姿勢を見ます。

第1章(49ページ)で、頭と背骨が皿回《さらまわ》しの皿と棒のようにバランスを取りあう関係になるのが、楽な姿勢の条件であると述べたことを覚えていますか。

つまり、背骨の真上にのっている頭を下からまっすぐ支えている状態が、重さの負荷《ふか》が最小となる楽な姿勢ということになります。

だらしなく身体を丸めた状態よりも、自然にまっすぐに伸びた背骨を意識した姿勢のほうが楽で長持ちすることは、皆さんも体験的にご存じのはずです。

背骨を感じることで、重い頭をもっとも効率的に支える重力線が意識されることにもなり、その中で身体は最適なバランスをとることができるのです。

そのことを「身体の軸《じく》がある」と表現されているのをどこかで聞いたことがあるでしょう。

ここで問題になるのは「背骨は1本なのに脚は2本ある」ということなのです。

たとえば、背骨の真下に脚が1本だけ出ていると仮定してみます。この状態だと、頭のてっぺんから足裏までをまっすぐにつなぐラインがそのまま重力線になるのでたいへん意識しやすいのです。

一方、脚が2本の場合は重力線は両脚の間を通りぬけて、身体の外に出ていきます。つまり、重力線が実際の身体のつながりとずれるので、それを意識するのがむずかしくなるのです。

また、脚が2本になり身体を支える支持面が片脚よりはるかに大きくなり、最適なバランスを保たなくても身体を支えることができてしまうので、身体全体を重力線方向にまっすぐつなぐという意識が弱くなります。

つまり脚が2本あることで、背骨と脚の「つながり」が機能しにくくなっています。

その結果、脚が背骨を支える感覚が薄くなり、頭を含む上半身の重さを腰だけで支えなければならなくなることで、腰が重くなったり、痛くなったりするのです。

では、そのつながりを取り戻すためにはどうすればよいのでしょうか？

ここで先ほどの「脚が1本だったら、うまくいくはず」という話に戻ってください。

脚が1本だと、頭から足裏まで一つながりのライン（軸）を自然に意識しやすくなり、背骨と脚のつながりができるのです。

その状況をつくるためには、「片脚立ち」をすればよいのです。

ここで「立ちっぱなしで疲れたとき、少し歩くと楽になる」という話が最初にあったことを思い出してください。

実は「歩く」という動きは、左右交互の「片脚立ち」の連続なのです。

ここでピンときた方もいるのではないでしょうか。

つまり、歩くことで背骨と脚のつながりが自然に取り戻されることになるのです。

「腰痛になったときは、じっとしているよりも無理のない範囲で軽く散歩などしたほうがよい」といわれるのも、理にかなった話なのです。

もちろん、ただ何も考えないで「歩く」よりも、身体のつながりを意識したほうがより効果はあります。

ここでは「歩く」ことよりも、もっと手軽に行える「片脚立ち」のワークをご紹介します。

片脚立ちのワークで楽に立つ

楽にまっすぐに立って片脚立ちをするだけなのですが、ポイントがいくつかあります。

片脚立ちした状態で、地面についた足はさらに下に伸び、頭は上に伸びていくようなイメージで、足裏から頭までをつなぐ1本のラインを意識します。

特に、下腹から支持脚の内腿にかけて軸が通っていることを確認します。支持脚の軸がしっかりすると、上げているほうの脚はどんどん軽くなって自然に上がっていくようになるのが感じられます。このとき、お腹から脚を地面に踏み下ろしていく力の反作用で上に伸びる力が生まれるようにするのが重要で、自分の力で伸びあがろうとしないでください。

もう一つのポイントは、両脚の間にある「股《また》」の部分を意識することです。この部位には「骨盤底」（124ページ）という細かい筋肉が寄り集まってできた、ハンモック様の分厚いシート状の構造があります。

ここにある筋肉群は、お腹の中の内臓を受けとめると同時に、胴体と脚のつながりをつくるという役割も果たしています。

具体的な場所をいうと、両坐骨と恥骨《ちこつ》、尾骨《びこつ》の4点を結んだ菱形の内部ですが、もう少し大雑把《おおざっぱ》には、お相撲さんのまわしの股の部分というとわかりやすいかもしれません。

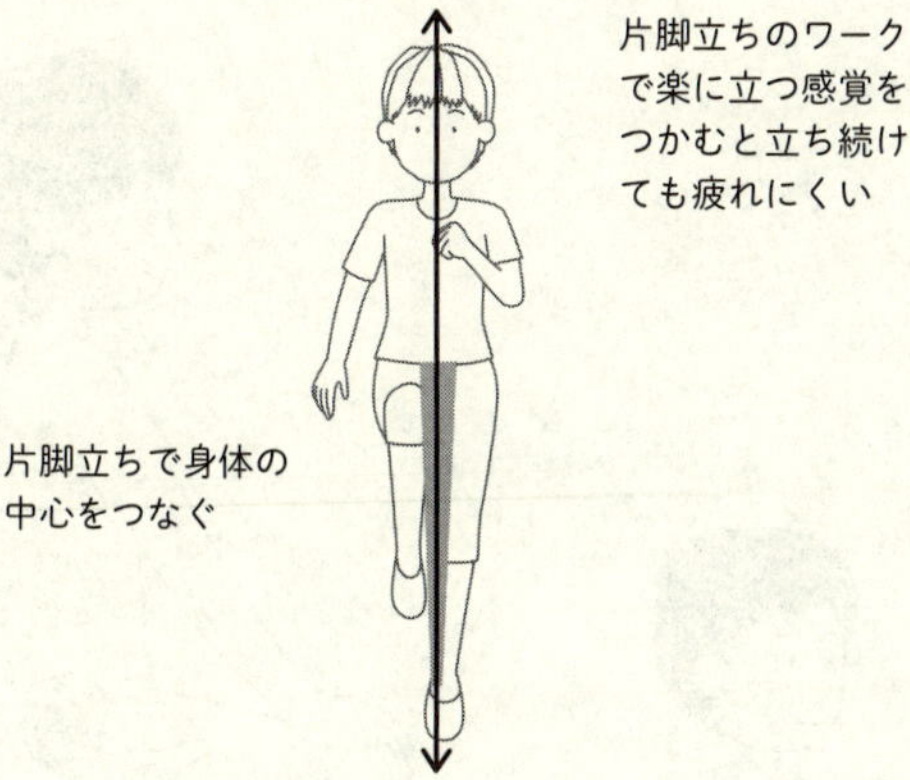

片脚立ちのワークで楽に立つ感覚をつかむと立ち続けても疲れにくい
片脚立ちで身体の中心をつなぐ

実際タオルを股にくぐらせるようにして、まわしのように上方向にひっぱりあげると骨盤底の筋肉が反応するのでわかりやすいです（124ページ）。

ここの筋肉が背骨と脚のつなぎ目となっていることを意識すると、片脚立ちになったとき、背骨のほぼ真下に支持脚がくる感覚になり、背骨から脚への縦《たて》のつながりがわかりやすくなります。

片脚立ちはあくまで「つながり」を確認することが目的なので、感覚がつかめたら長く行う必要はありません。10〜20秒程度で十分でしょう。

左右両方で片脚立ちをしたら、両脚

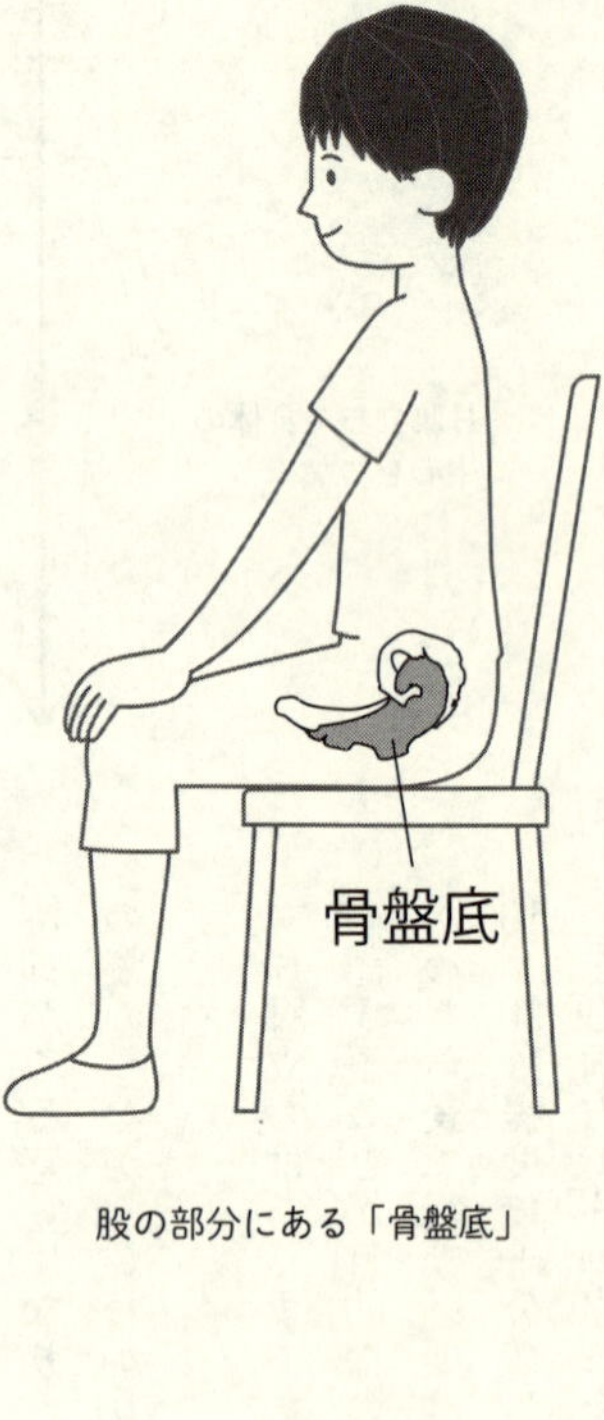

股の部分にある「骨盤底」

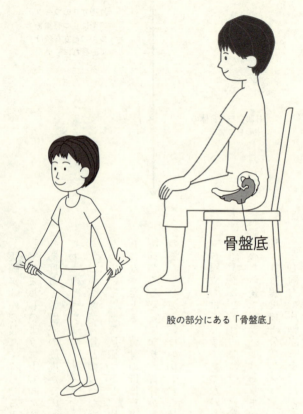

タオルを股にくぐらせて
骨盤底を意識する

で立ってみてください。

両脚で立っていても、明確な軸感覚があり、最初よりとても少ないエネルギーで立てることに気づくはずです。

少し背が高くなったような感じがするかもしれません。


慣れてきたら、歩きながらこの「片脚立ちで背骨と脚がつながった感覚」を意識することもできます。

そうなると、歩けば歩くほど身体の軸がしっかりしてきて、立つことはもちろん座ることも楽になるという効果が期待できます。

立って姿勢を維持することに対する努力が少なくてすむようになると、その分自分がやりたい動きにエネルギーを注ぐことができるので、余裕ができて何事にも意欲的になるという精神面での効果も期待できます。

片脚立ちのワークで楽に立つ感覚をつかむと身体は疲れにくくなり、また仮に疲れたとしても少し歩くことでいつでも回復できる便利な身体になるのです。

痛みや違和感をなくす方法

……………身体によくないことが起こっている？

ゆったりリラックスした状態で椅子に座って、自分の身体に問いかけてみてください。

「自分の身体は今どんな感じ？」

頭、首、肩、背中、胸、お腹……と身体の各部分を順番に観察してください。

どんなことに気づくでしょうか？

「頭が緊張している」

「肩に違和感がある」

「背中が張る」

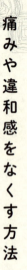

「腰が重く痛い」

など、さまざまな感覚に気づくことでしょう。

そして、その内容のほとんどが「痛い」「違和感」など、どちらかというと身体にとっては不快である、否定的な情報ではないでしょうか？

「胸のあたりが、柔らかくてとっても心地よい」というような肯定的な情報を受けとる人は少ないでしょう。

なぜ身体は肯定的な情報には気づきにくく、否定的な情報ばかりを拾い集めるのでしょうか？

心地よい感覚は気づかず放っておいても問題になりませんが、「痛み」や「違和感」は放っておくと、身体によくないことが起こるかもしれないので、それらの感覚に対してはある程度敏感になっておく必要があるのです。

それは、自分の身を守るための防衛反応の一つといえるでしょう。

我々は、さまざまな痛みや違和感と適度に距離を置いて関わりながら、自分の身体とつきあっています。

そして、それらがほどほどであるときは問題ないのですが、少し大きくなると困ったことになるのです。

歯や腰が痛くて何もやる気が起きなくなったり、首の違和感が気になって仕事に集中できないといったことは、誰もが経験したことがあるのではないでしょうか。

昨日までしんどかった腰が少し楽になったと思ったら、今度は首に違和感が……というように、年中なんらかの痛みや違和感から逃れることができず、いつまでたっても「疲れのない、すっきりした身体」になれないという方もいらっしゃるかもしれません。

これでは、身体だけでなく気分もすっきりしないことでしょう。

………部分的な痛みや違和感が全身を覆う理由

では、なぜ痛みや違和感は少しでも大きくなると、身体ばかりでなく気分にまでも大きな影響を与えるのでしょうか？

これには身体の感覚が持つ「反応のパターン」が関係しています。

話をわかりやすくするために、「痛い」「柔らかい」などの感覚を「(鍋《なべ》に入れる)食材」、感覚を受けとめる身体全体を「鍋」として、何が起こっているかを説明していきます。

普段、少し痛みを感じながらも、その感覚にそれほど捉われていない状況というのは、鍋の大きさに対して食材の量が適切になっています。

痛みの食材が入ってきても、大きな鍋がすぐに調理してくれるから痛みが残り続けるということがないのです。

ここで、痛みの食材が少し大きくなってきたとします。

先ほど述べたとおり、身体の感覚は痛みなどの否定的な情報に対しては防衛反応から敏感になる性質があります。

だから、痛みが大きくなってくると、そこに注意が向けられて気になるようになります。

痛みなどの不快な感覚が起こると、身体はそれが身体全体に広がっていかないように、その感覚が起こっている身体の部位を切り離そうとします。

たとえばそれが頭痛だとすると、頭を身体の他の部位の感覚から切り離そうとするのです。

鍋でいうと、頭の部分だけ切り離すような「仕切り」を入れることになります。

仕切りが入れられると、頭痛という食材は狭いスペースに一気に押しこまれて、あふれかえることになります。

こうなると、痛みの食材はどんなに加熱しても調理することができなくなり、どんどん大きくなってくるのです。

そして、身体は鍋の中で狭く仕切られた頭の部分だけに感覚が集中して、他の部分に調理ができる大きなスペースがあることを忘れてしまいます。

つまり、痛みという食材であふれた、頭という狭いスペースが鍋のすべてだと

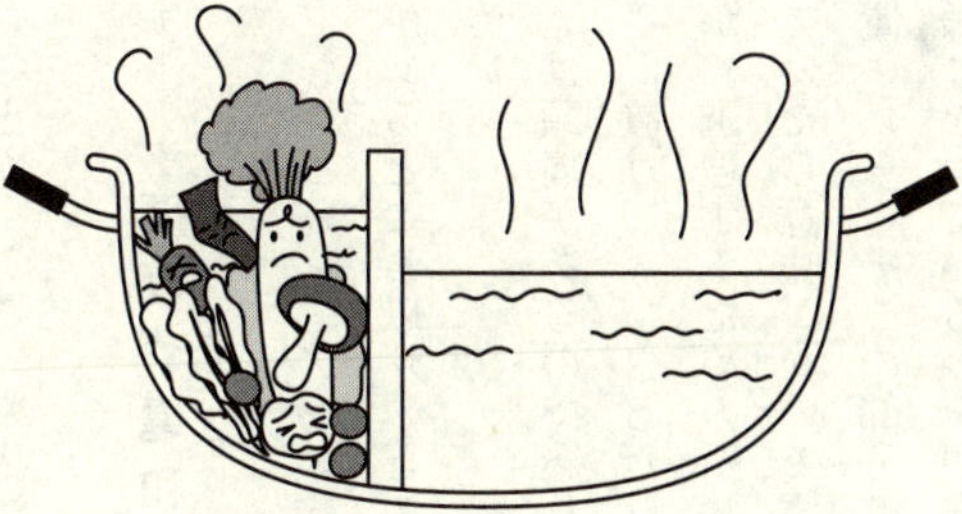

痛みという食材が仕切られた鍋の中であふれかえっている

勘違《かんちが》いして、それに圧倒されて「自分の身体すべてが痛みに覆《おお》い尽くされている」という感覚になり、気分まで大きく悪影響を受けることになるのです。

ではそれに対して、我々は一体どうすればよいのでしょうか？

鍋の中に入れた「仕切り」を取りはずして、他にも調理できる大きなスペースがあることを身体に思い出してもらえばよいのです。

身体全体から切り離した「頭」の部分を、再度身体全体につなげてあげればよいのです。

本章前半の「楽に座る」「楽に立つ」にも述べたように、「身体のつながりを取り戻す」ことが、ここでも大事になります。

痛みや違和感から自由になる方法・ワーク1

まず、もっともシンプルな方法を紹介します。

痛みがあるところ以外のどこでもよいので、一つ場所を決めて自分の手で触れてください。

たとえば頭痛があるのであれば、左右どちらか片方の太腿などと決めます。

楽に手が置けて、できるだけ違和感などがない場所がよいでしょう。

せっかく調理するための新しいスペースができても、そこにすでに痛みの食材が入っていたら意味がないですから。

手を置いたら、そこの部分の重さ、温度、柔らかさなどに着目して、そこがどんな状態になっているかを観察します。

温《あたた》かさや柔らかさなど、身体にとって心地よい感じがあったらそれをゆっく

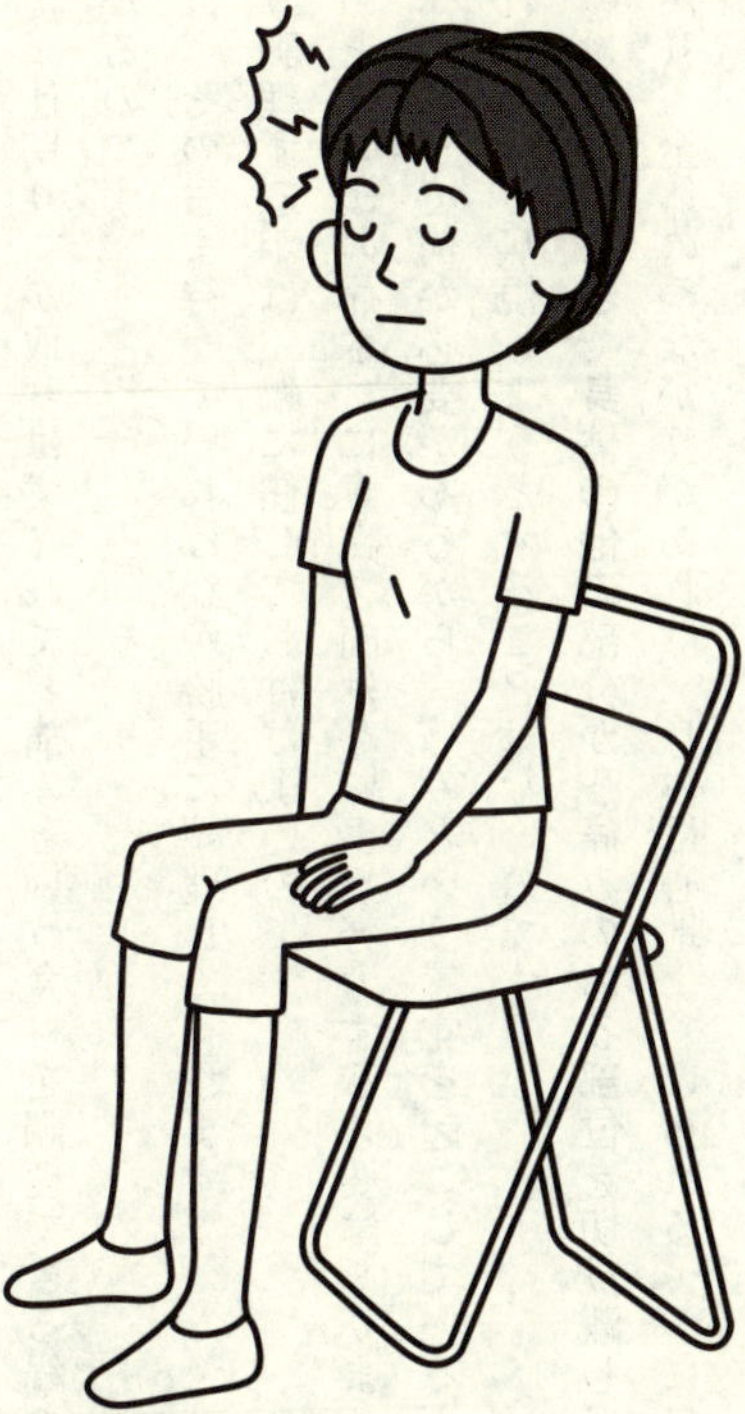

頭痛があるならば、たとえばどちらかの太腿に触れ、そこを観察すれば、頭痛に意識が向かなくなる

り感じてください。

しばらく待ってそこ（太腿）の感覚が目覚めてくると、頭以外にも他の部分があることを身体は思い出して、そこへのつながりをつくることで、頭を切り離していた「仕切り」が取りはずされて、痛みという食材を調理できる鍋のスペースが広がるのです。

後は、そのまま待っていれば鍋が勝手に調理してくれます。

どう調理するかは、鍋に任せておけばよいのです。

このとき「頭の痛さ」に意識を向けないよう努力する必要はありません。

身体にとって何か必要があるから、痛みという感覚を起こしているのです。

それをあえて無視しようとすることはないのです。

問題は、そのことで身体の他の部分から痛みのある部位を切り離してしまうことであり、全体のつながりがあれば、身体は心地よくいられるように自己調整してくれます。

「触れる」のは自分ではなく、人にやってもらっても構いません。

自分で触れるより、触れてもらったほうが意識を向けやすいので、身近で安心感のある人が相手だと自分で触れるより効果があります。

身近な人に「痛いから何とかしてほしい」といわれたときにも、このやり方は使えます。

お腹が痛いといわれたら、お腹に触れたりさすったりせずに、ただ手を握ってあげましょう。

そのほうがその人の身体にとっては、よっぽど助けになります。

後は、その人の身体全体の鍋が痛みを調理してくれるのを待っていればいいのです。

痛みや違和感から自由になる方法・ワーク2

「痛みのない部分に触れてその場所を感じてみる」という方法はうまくいきましたか？

「触れているだけではあまり感じられない」

「痛みが大きいのでなかなか他の場所までは感じられない」

そういったケースもあるかもしれません。

その場合は、感じたい部分を「動かしてみる」というやり方を試してみてください。

動かさないままで「腕を感じてみて」といわれてピンとこなくても、腕を動かしてみれば、「そこに腕がある」ということは感じられるはずです。

では、どんなふうに動くとより感じやすくなるでしょうか？

大きくすばやい動きをするとより感じやすくなりそうなのですが、実はそうでもないのです。

それを説明するには、脳と筋肉を結ぶ神経の経路についての知識が必要なので、少しだけ説明させてください。

脳と筋肉の間には、大きく分けて2つの神経の経路があります。

一つは脳から筋肉に運動の命令を送る「運動神経」。

もう一つは筋肉から脳に筋肉の状態に関する情報を送る「感覚神経」。

「感じる」ためには「感覚神経」の働きが大事になります。

筋肉を動かすとき、「その筋肉がどういう状態になっているか」を感じながら動かすことができるように、「運動神経」と「感覚神経」は対《つい》になって同時に働いています。

ゆえに、「感覚神経」を活性化させて「感じやすくする」ためには、そこを「動かす」ことで対になっている「運動神経」を働かせればよいのです。

次に、「どんな動きをすればよいか?」を神経の経路を基に考えてみましょう。

たとえば、「大きく腕を振りあげる」という動きをする場合、無数にある腕や身体全体の筋肉をどのように動かして、どの関節がどの程度曲がったかなんて考えないですよね。

いちいちそんなことを感じようとしていたら、動けなくなってしまいます。

この場合は、脳で大まかな動きのプログラムを決めたら、あとは「運動神経」がメインとなって動きをつくってくれるのです。

さまざまな動きのプログラムのおかげで、我々は自分の思いどおりに身体を動かすことができるのです。

ただ、このやり方にはデメリットもあります。

プログラムどおりに身体を動かす「運動神経」が中心で、「感覚神経」があまり働いていないので、動きが適切でないときに、それを修正するのがむずかしいのです。

動きを変えようと思ったら、まず自分の身体がどうなっているかを知る必要があります。つまり、「感覚神経」が働いて「感じて」いなければならないのです。

剣術では、剣を抜く動きを1時間かけて行う訓練があります。

外から見ていても、動いていることがほとんどわからないような小さくゆっくりした動きです。

なぜ、そんなことをやるのでしょうか？

既存のプログラムどおりに「運動神経」を一気に働かせるのではなく、動くことで変化し続ける筋肉からの情報を時々刻々と受けとり続けられるように、ゆっくり動くことが必要なのです。

ゆっくり小さく動くことで「運動神経」と「感覚神経」が足並みを合わせて働いて、より洗練された無駄のない動きを探求することができるようになるのです。

別の例をあげると、太極拳《たいきょくけん》でもゆっくりした動きで鍛錬《たんれん》することは皆さんもご存じでしょう。

前置きが少し長くなりましたが、感覚を目覚めさせるためには「ゆっくり小さく動く」のが有効なことがご理解いただけたところで、実際のワークの方法をご紹介します。

やり方はとてもシンプルで、「手の指の第1関節をゆっくり小さく動かす」だけです。

指は左右どちらの手のどの指でもよいので自分でやりやすい指を探してくださ

い。

よくわからないという方は、中指で試してください。

折り曲げる回数や時間に特に決まりはありませんが、最初は3分程度を目安に行うとよいでしょう。慣れてくると30秒程度で十分効果が実感できるようになります。

以下に、このワークのポイントをまとめます。

・中指の第1関節のしわの線を基準に、そこを折り曲げるように小さくゆっくり動かす（2〜3ミリ程度）。最初はもう片方の手で動きをサポートしてもよい。

・慣れるまでは、指の動きを目でも観察しながら行う。

・他の指や第2関節をできるだけ動かさないで、第1関節だけを動かすイメージをしっかり持つ。

・その動きを行うことで、身体の他の部位にどんな感覚が起こるかも観察する。

もちろん、指に痛みや違和感があるときは、動かすのは別の場所にしましょ

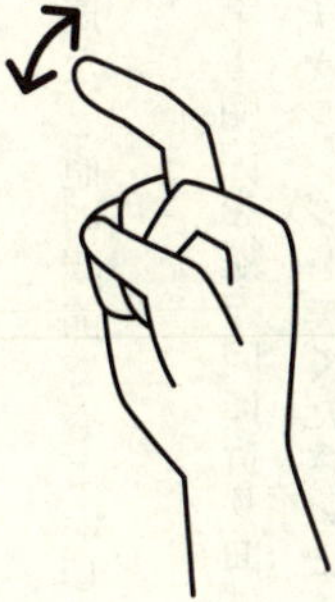

縦方向

感じたい部分の感覚を目覚めさせるためには、ゆっくり小さく動かすこと。たとえば第１関節を縦方向に１～２ミリ程度、ゆっくり小さく動かす

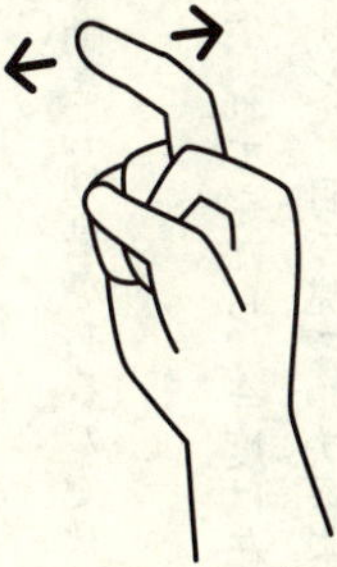

左右

縦方向に慣れてきたら、左右に動かすことで、より身体全体の神経系を活性化できる

う。

肘《ひじ》や肩など他の関節でもよいし、眼球の動きも効果があるので試してください。

指の第1関節を縦方向に折り曲げる動きになれてきたら、今度は左右に曲げる動きにチャレンジしてください（141ページ）。目で見てわかるような動きはほとんどできないはずですが、その動きをイメージするだけで十分です。

最初は、もう片方の手で中指を挟むように持って動きを誘導するとイメージがつかみやすくなります。

縦方向の動きに比べると、より身体全体の神経系を活性化させる効果があります。

つまり、鍋のスペースが広がったことをより身体にしっかりと伝えることができるので、痛みや違和感の改善に効くのです。

縦方向より横向きの動きのほうがより効果的なのは、神経線維《せんい》が指の側面を通っていて、横向きの動きがそれをダイレクトに刺激していることが理由の一つとして考えられます。

慣れてくると、どの指でもすぐできるようになるので、ぜひ試してみてください。

なお、この「指をゆっくり動かす」ワークは、痛みや違和感がないときに練習しておくと、いざというときにスムーズに行えるので、いつでもどこでも練習してみてください。

このワークは、周りが騒がしかったりして気が散って仕事や勉強がはかどらないときに集中するためにも使えます。

ゆっくり動くことで自分の感覚をより内向きにしてしっかり集中できるようになるのです。

また、ストレッチなどをしていて身体の力が抜けないときや、首や肩が凝《こ》っているときに緊張した筋肉をうまくリラックスさせる効果もあるので試してみてください。

痛みや違和感から自由になる方法・ワーク3

以上ご紹介した2つは、痛みや違和感がある場所以外にも身体の部位があることを身体に教えて、鍋の仕切りをはずして調理しやすくするというやり方でした。

今度は、少し違ったアプローチのワークをご紹介します。

目をできるだけリラックスさせて、周りをゆっくり見渡します。

そして「私の目は何を見たがっているか?」を自分の目に問いかけてみましょう。

何かに目がとまったら、それを静かに見続けます。

痛みや違和感を無視することなく感じながらも、自分の見たいものを見続けます。

しばらく続けていると、痛かった部分に集中していた意識が薄れて身体全体に感覚が広がっていきます。痛みがあまり気にならなくなったら見るのをやめます。

これがこのワークのすべてです。

「なぜ、そんなことで効果があるの？」と疑問に感じる方もいるでしょう。

理屈は最初の2つのワーク同様、「鍋全体に気づいてもらう」ということなのです。

先ほどは、痛みや違和感がある場所以外にも鍋のスペース（他の身体の部位）があることに気づいてもらうやり方でした。

今度は、外の世界に注目することで「鍋の外にも世界がある」ことに気づき、より大きな視野で鍋を見ることで「鍋全体に気づいてもらう」という間接的な方法です。

鍋（自分の身体）全体に気づくことで、自分が仕切りの中に押しこめられていて、仕切りの外にも鍋のスペースがあることに気づけるのです。

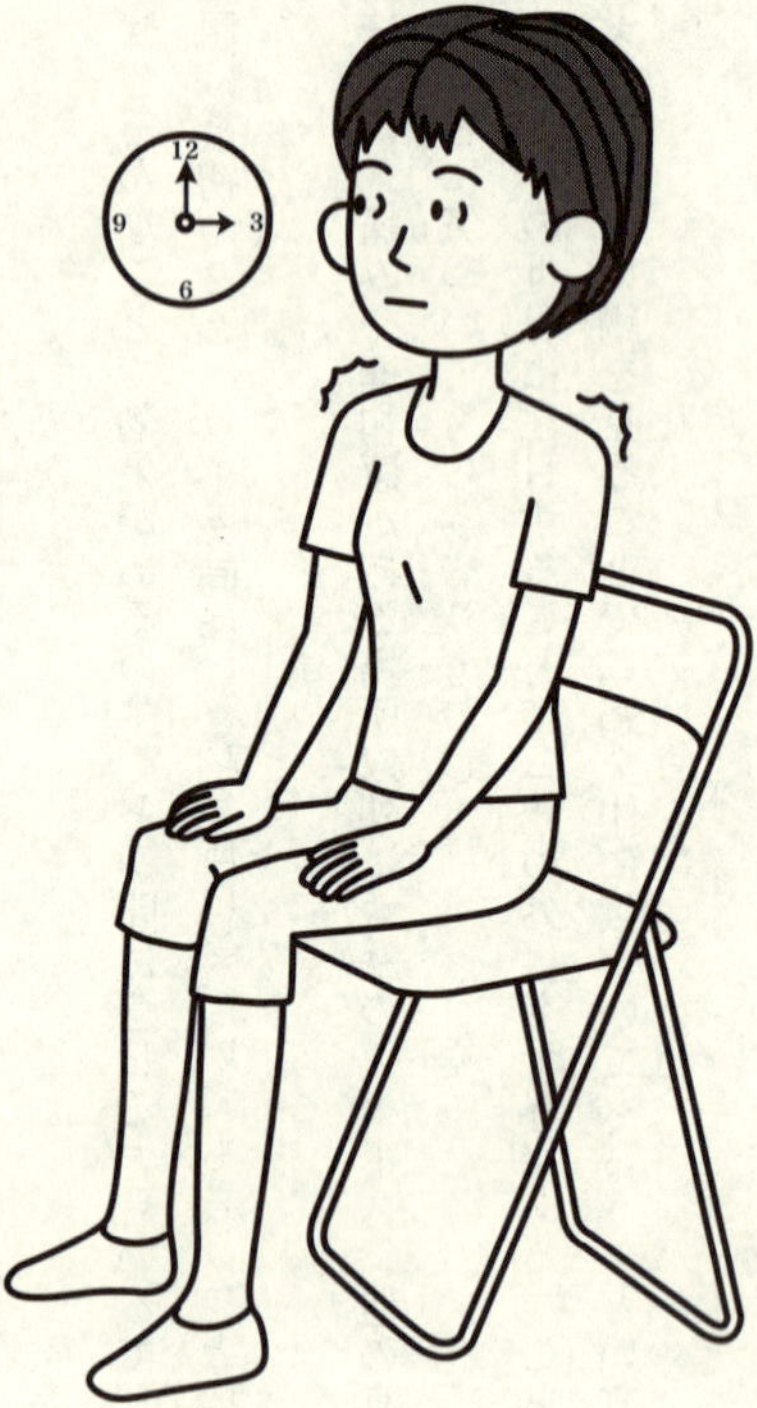

たとえば肩凝りがひどいとき、周りを見渡し、「私の目は何を見たがっているか」を問いかけ、何かに目がとまったら静かに見る。痛みが気にならなくなったら、見るのをやめる

外の世界があることに気づく方法は、目で見るだけではありません。音を聞いてみるでもいいし、いい匂いを嗅《か》ぐでもいいし、風を肌で感じるなど、どんな方法でも構いません。

ただし、自分の身体がやりたがることをやるという点を忘れないようにしてください。

なぜなら、ただ漠然と外の世界を見ているだけだと、意識が自分の外へ出てしまって、自分の身体と外の世界との接点を見失い、自分の身体（鍋）を見ることができなくなってしまう可能性があるからです。

つまり、「我を忘れた」状態にならないように、「自分の身体が何をやりたがっているか」を問いかけ続けるということです。

たとえば、音楽をかけてそれに集中しようとするよりは、リラックスして外の世界に耳を傾けてみて、自分の耳が自然に聞こうとするものを聞いてください。

いちばんやりやすいのは、「見る」という行為なので、まずはこれを試してみて、その上で自分にとってより効果がある方法を探究してみてください。

外の世界を観察する方法は、悩みや心配事などで頭がいっぱいいっぱいになっているときにも効果があります。

無意識に入れてしまった頭の仕切りをはずしてみましょう。

その上で考え直してみれば、堂々巡りからは抜けだせます。


何となくボーッと外を見ているということではなくて、自分の目が見たがっているものを意識的に見る、という点がこのワークのポイントです。

自分自身の中で行きづまりを感じたときに、このワークは有効です。

痛みや違和感から自由になる方法・ワーク4

次にご紹介するワークも、これまで同様「鍋の仕切り」を取るための方法ですが、もう少し直接的なやり方です。

痛みや違和感も含めて、鍋全体を意識的に観察します。

全体的に見ているようでも、どうしても抜け落ちる部分が出てくるので、一つ一つ丁寧に見ていきます。

「頭はどんな感じになっているか?」

「首はどんな感じになっているか?」

「首の前側はどうか? 後ろはどうか? 側面はどうか?」………

のような感じで、身体全体をくまなく見ていきます。

特に抜けやすい場所としては、「首、手や足の甲側、身体の背面側全体、脇《わき》、股、脛、踵」などがあるので、覚えておいてください。

感覚を探るのがむずかしい場合は、手で触れると意識を向けやすくなります。慣れてくると、一つ一つではなく、一気に全体を見られるようになりますが、少し練習が必要です。そういう意味では、これまでの3つのワークが初級編だとするとこれは中級編といえるかもしれません。

でも、練習といっても電車の中などで気が向いたときに観察すればよいだけですから、気軽にできます。慣れてくると、仕事や勉強に集中しているときでもで

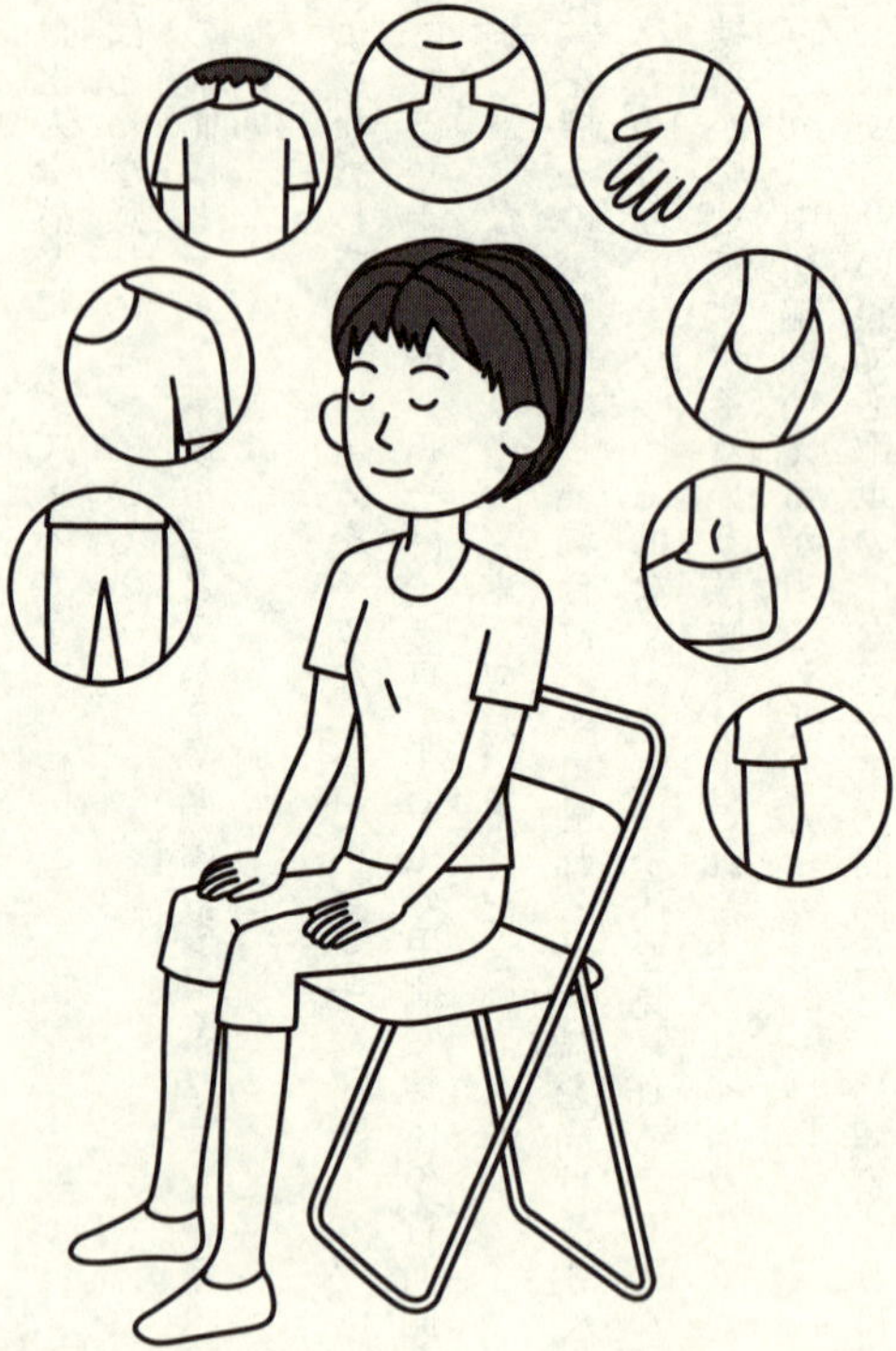

それでも痛みや違和感が抜けない場合は、身体全体を丁寧に観察する。さらに各部位を手で触れると意識を向けやすい

きるようになります。

このワークを普段から練習しておくことの最大のメリットは、たとえ痛みや違和感が出てきても、気がついたらすぐになくせるようになるということです。いつも身体全体を観察しているから、痛みが生じても仕切りを入れることなく、常に鍋全体で調理ができる状態、つまり自己調整が働く状態になっているわけです。

じっと座ったまま身体全体を観察しようとしても、最初はどうしても見落としてしまう場所があるので、ヨガや太極拳などゆっくりと自分のペースで身体を動かせるワークを行うことは役に立つかもしれません。

ワークを行うときも身体全体への観察は続けてください。

座っているだけの生活では、発見できなかった身体の感覚に気づくはずです。

そこで得た新しい感覚を日常生活でも意識できるようになるのが理想です。

そういえば、ヨガや太極拳をやっている方はわりと元気そうにしている方が多いですね。グループで行うワークには気が進まないという方は、一人でごく軽めのストレッチをするということでも大丈夫です。

アキレス腱《けん》のストレッチをするときも、そこを伸ばすことだけに集中するのではなく、「身体全体がどうなっているか?」を観察しながら行ってみてください。

ここでご紹介したいくつかのワークを通じて、痛みや違和感から自由になって、疲れにくく心地のよい身体を目指しましょう。

第3章

仕事や人間関係が楽になる

マッサージでほぐれてもすぐ元に戻ってしまう理由

マッサージ、整体、エステなど人に身体をケアしてもらうと、凝《こ》り固まっていた身体がほぐれて心も軽やかになって、気持ちがいいですよね。

いつもそんな状態でいられたら、きっと毎日気分よく、疲れ知らずでいられるはずです。

しかし、現実にはマッサージでゆるめてもらっても、家に戻ってパソコンに30分ほど向かっているだけで、また肩こりが戻ってきたりします。

あるいは、駅に向かい人ごみの中を歩いているだけで、呼吸が浅くなり身体全体が重くなり、疲れが戻ってきてしまうということもあります。

それどころか、重い荷物の入ったカバンを持って少し歩きはじめただけで、首や肩が固くなって、元のすっきりしない身体に戻ってしまったというようなこともあるかもしれません。

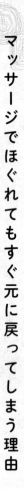

これでは、せっかく身体をほぐしても一時しのぎにしかなりません。

美しい自然の中で、のんびり過ごすことができるのであれば、ゆるんで軽やかになった身体の状態は維持されるでしょう。ただ残念ながら多くの場合そういうわけにはいかず、ストレスに満ちあふれた世界に戻ってこなければなりません。

我々の身体は外の世界にある情報にとても影響を受けやすく、ちょっとした刺激に反応し緊張させられています。

先ほどの例でいうと、パソコンの画面、人ごみ、そして自分のカバンまでもが身体を緊張させる要因となってしまっているのです。

そして、それは身体の外の世界の情報を受けとるセンサー（目、耳、口、鼻、皮膚）の使い方の問題なのです。

パソコンの画面を見ているだけで身体が緊張して疲れてしまうのは、目というセンサーの使い方が適切でないからです。

この章では、多くの人にとって特に緊張が生じやすい「パソコンを使っているとき」と「人と対面しているとき」の2つの状況を例にとって、センサーをうまく使い、疲れにくい身体になるための方法をご紹介します。

長時間のデスクワークでも疲れを寄せつけない方法

……………パソコンで疲れている人へ

「どんなときに身体が疲れていると感じますか?」とクライアントさんに質問すると、「う〜ん」とひとしきり考えた後、「長時間パソコンを使ったとき」という答えが返ってくることが非常に多いです。

「目が疲れて、頭が重くなる」
「背中が重くなって、腰がだるくなる」

など症状はさまざまですが、とにかく現代の多くの人にとってパソコンでの作業が疲れの大きな要因になっていることは間違いないようです。

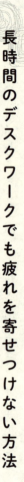

日中はデスクワークで疲れて、夜はネットで情報収集をして疲れて、これでは休まる暇がありません。

「私は携帯電話がメインで、パソコンはほとんど使いません」という方がいらっしゃるかもしれませんが、携帯電話のメール操作なども疲れの要因となることには変わりありません。画面が小さい分、長時間使用した場合はパソコンより疲れる可能性もあります。

パソコンや携帯電話で疲れてしまうのは、小さい画面を見続けて視野が狭くなるからです。

狭い視野で目を集中して使うと、眼球を動かす目の奥の筋肉が緊張して固まります。

これが目が疲れる原因です。

そして、目の奥にある筋肉が固まると、神経的につながりのある首のつけ根の筋肉も緊張して固まります。

そうすると背骨の上にまっすぐに頭をのせていることがむずかしくなり、姿勢が崩《くず》れます。

普段から姿勢には気をつけているが、パソコンでの作業に夢中になってふと気がつくと、前のめりの姿勢になっているということはありませんか？

パソコン作業で腰や背中が疲れるのは、目の緊張による姿勢の乱れが原因になっています。ゆえに、姿勢を一生懸命正そうとしても、またすぐ崩れてしまうのです。

こうなってしまったら一度、目の緊張をリセットする必要があります。

とりあえずいったん作業をやめて、目を閉じてしばらく休めるだけでも効果があるし、あるいは第１章でご紹介した目の緊張をゆるめるワークを行ってもよいでしょう。

しかし、仕事中に目を休めるワークをすることはむずかしいこともあるでしょうし、そもそも最初から目が疲れなければそれに越したことはありません。

ここでは、目というセンサーをうまく使って、パソコンの画面を長時間見ても疲れないですむような方法をご紹介します。

楽に目を使う方法・その1

視野が狭くなっていることが、疲れの原因になっているのだから、それを広げてみるというシンプルな対応策です。

パソコン画面を見つつ、同時に周りの空間も見るようにしてみてください。今この本を読んでいる方であれば、本を見つつ周りも見るというようにやってみてもよいでしょう。

そうすると、自然に姿勢がまっすぐになりませんか？ というか、前かがみのままでは視野を広げようがないという感じではないでしょうか。

このとき大事なのは、あくまでパソコン画面を見たままで、周りの空間も見るということです。

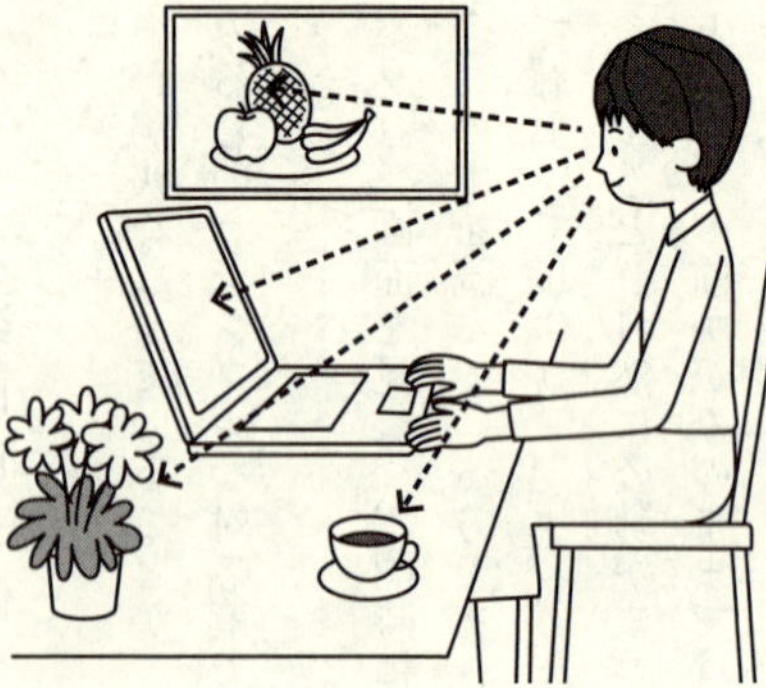

視野を広くして周りの空気も見る

周りを広く見られるようになっても、肝心の画面をしっかり見られなかったら意味がありません。

画面と周りの空間を同時に視野に入れようと思ったら、一生懸命見ようとしすぎないことです。

周りの空間も含めて、自然に目に入ってくるような感覚を持つ必要があります。

周りの空間を同時に見ることがむずかしい場合は、音に注意を向ける方法が助けになることがあります。

換気扇や空調の音など、なんでもいいので、そのとき自然に耳に入ってくる音に耳を傾けてください。

音に意識を向けると、画面のみに狭《せば》まっていた視野が自然に広がっていくのが感じられるはずです。

「視野を広げる」というのは、日常のあらゆるシーンで応用できます。

たとえば、混雑した駅構内を歩くとき、進行方向に視線を定めた上で視野を広げてみると、スムーズに人波をかわしながら進むことができます。

これは少し意識するだけで誰でもすぐできるようになる方法なので、ぜひ試してみてください。

……楽に目を使う方法・その2

パソコンの画面を見るときに視野が狭くなってしまうのは、「画面そのものが狭い」ということももちろんありますが、もう一つは「それを一生懸命見ようとして目を固めてしまう」という理由があります。

小さかったり、ぼやけていたりして、見にくいものを一生懸命見ることを「目を凝らす」といいますが、パソコン画面を見るときはこのような使い方になりやすいのです。

「目を凝らす」というのは、外にある情報を目で「捉えようとする」ことです。

試しにこの本の文字を「目を凝らして」見てください。

これが情報を「捉えようとする」目の使い方です。

そうすると自然に姿勢が前のめりになっていくのが感じられるでしょう。

パソコンを使っている多くの人がこの「前のめり姿勢」になっていることは、皆さんもご存じのはずです。

「情報を捉えようとする」ことで、目を緊張させて、かつ前のめりになって姿勢を崩して疲れの原因をつくってしまっているのです。

ここでは、その逆の目の使い方を紹介します。

つまり、外にある情報を「捉えようとする」のではなくて、「受けとる」ように見るというやり方です。

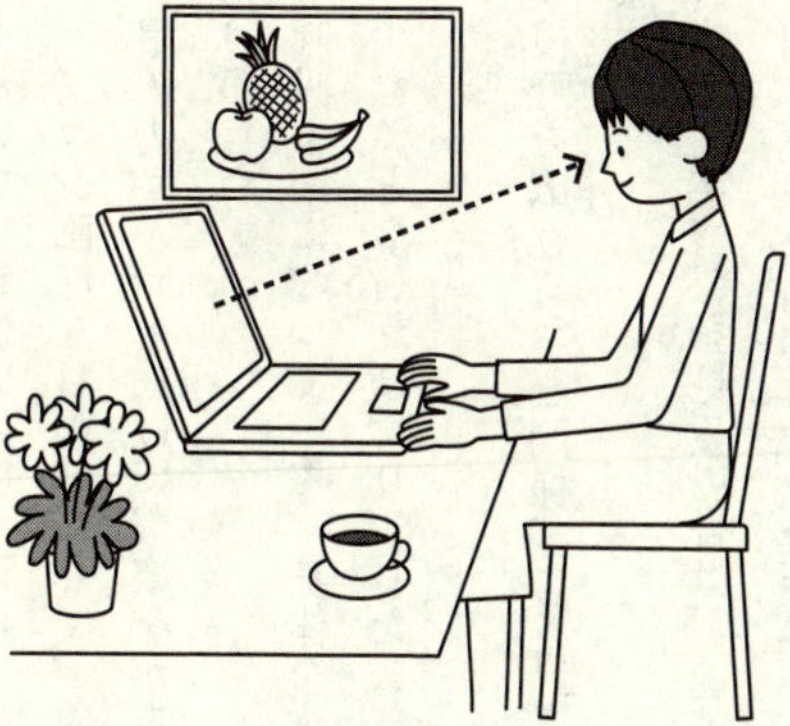

パソコンの画面の情報を受けとるように見る

実は、これは本来の自然な目の使い方なのです。

自然を見るときには、その情報を捉えようと一生懸命になることはありません。

木や小鳥や川の流れなどの風景が自然に目に入ってくるのです。

それと同じようにパソコンの画面も見られるようになりたいのです。

つまり、パソコンの画面のほうに自分の目が向かっていくのではなく、画面の中にある情報が目のほうにやってくるというようにイメージします。

目から画面に向かう矢印の方向が逆

になるわけです。

目は向かってくる情報を受けとるだけなので、何もする必要がなく、ゆったりくつろいでいればいいのです。

パソコン画面を目の前にして、実際にやってみましょう。

目の力がふっと抜けて、姿勢が自然にまっすぐになってくるのが感じられるでしょう。

呼吸も楽になっていて、身体全体が居心地よく落ち着いていられます。

少なくとも貧乏ゆすりをしたい気分ではないはずです。

「視野を広げる」と同様、「受けとるように見る」も日常のあらゆる状況で使えます。

特に文字情報を見る場合は、速読の効果もあります。

身体も楽になり、情報を受けとるパフォーマンスも向上するので一石二鳥です。

意識すればすぐできる方法なので試してみてください。

楽に目を使う方法・その3

「視野を広げる」も「受けとるように見る」も、どちらもたいへん効果のある方法なのですが、それでも「見る」ということを意識すると、どうしても目を緊張させてしまうことがあります。

目が緊張していると、どちらの方法もうまくいきません。

そんな状況になってしまったときのために、別の方法をご紹介します。

「目(眼球)そのものを意識しないで見る」やり方です。

実際の眼球以外の場所に「目がある」とイメージして、そこを意識することで目を緊張させないようにします。

「そこに目がある」とイメージする場所は、おでこや胸など身体のどの部位でもいいのですが、特に有効な場所としては、「後頭部」があります。

もう少し詳細にいうと、脳の「視覚野《しかくや》」といわれる部位のあたりです。

では、その方法について説明します。

手で後頭部に触れて、後ろに出っぱっているところ（後頭隆起）を探してください。

その左右周辺に視覚野があります。

出っぱりの下側より上側のほうへの意識が薄いのが確認できますか？

特に目を使うときは、後頭隆起のすぐ下にある筋肉が眼球に連動して動くので、下側には意識が行きやすいのですが、上はその分、意識が希薄になります。ゆえに出っぱりよりやや上ぐらいに意識を持っておくと、ちょうどバランスがとれます。

出っぱりの少し斜《なな》め上あたりに、左右それぞれトンボのような大きな目があるとイメージしてください。

慣れるまでは時どき、このあたりを直接手で触れてみてください。そのうち触れなくても意識できるようになります。

そして実際の眼球ではなく、このトンボの目で外の世界を見るというイメージ

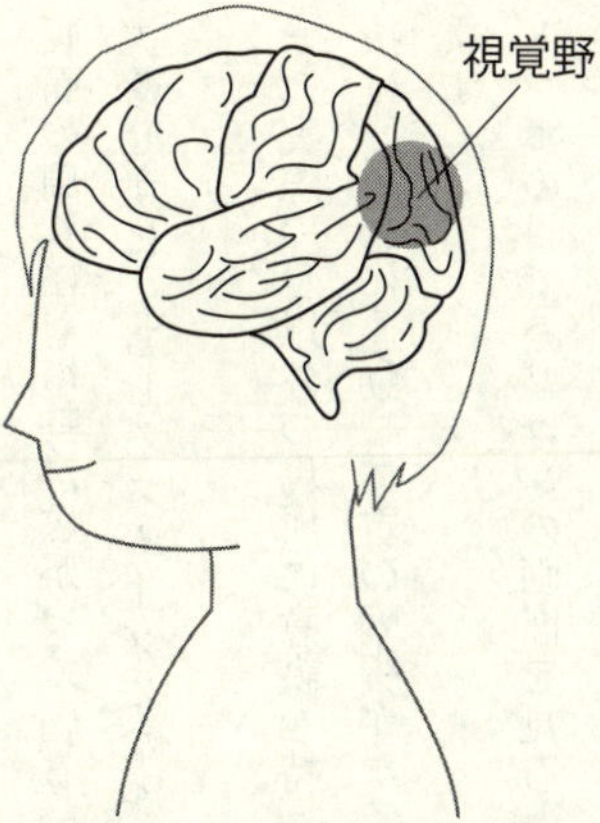

後頭部に触れて視覚野の場所を確認

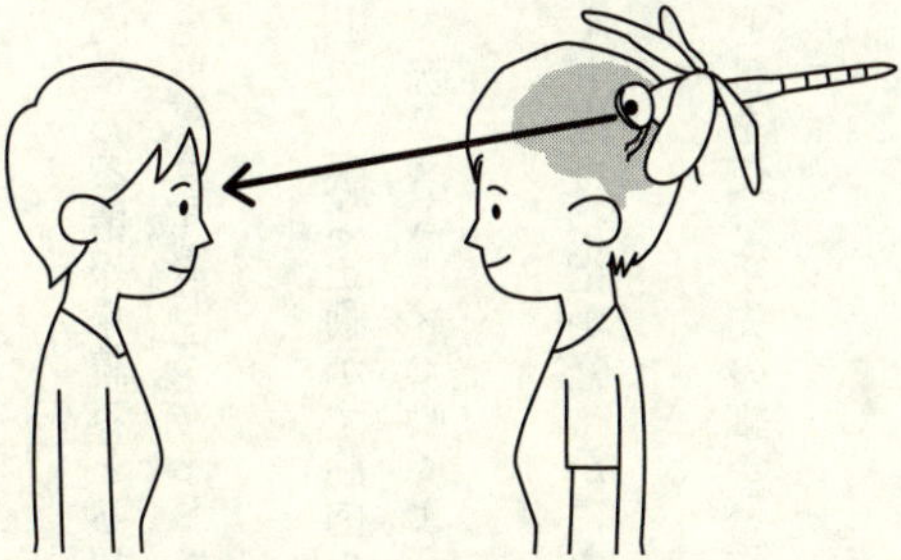

「トンボの目」で見ると外の情報を把握しやすくなる

をしてください。まず視野が広くなるのがわかると思います。さらに、目に映った景色の全体像が把握《はあく》しやすくなることにも気づくはずです。

そして、パソコンの画面を見るときにもこの「トンボの目」を使ってください。

画面の周りにも視野が広がっている一方、画面内にある情報を読みとる集中力が欠落せずに、むしろスムーズになっていることに驚きを感じるかもしれません。

また実際の目以外の場所に意識を持っていくことで、眼球を動かす筋肉の緊張が抜け、それに連動して首の緊張がなくなることで腕がスムーズに動くようになります。

トンボの目でパソコンの画面を見ると、キーボードを打つ指が軽やかになるのが感じられるはずです。

もちろん、これはパソコン以外の料理や裁縫など目を使う手先の細かい作業のときにも応用が利《き》きます。

私はボディワークの施術《せじゅつ》でクライアントさんの身体をみるとき、このトンボの目をよく使います。身体全体の情報を同時に詳細に読みとることができるので、非常に役に立っています。

トンボの目を使うと外の世界の情報が把握しやすくなるのは、なぜでしょうか？

前述したように、このトンボの目の位置には脳の視覚野があります。

視覚野は外にある映像情報を処理する場所です。ここが機能してはじめて外にある情報が認識されるわけです。

目は単に情報が通過する入り口にすぎないので、開けて待っているだけでよいのです。

意識を向けるべきは情報処理のほうです。

一生懸命見ようとして、目で頑張りすぎて「視覚野」まで意識が行き渡っていなかったのです。

もちろんこれは生理学的に根拠がある話ではありませんが、活性度を高めるべきところを意識しておくことは無駄ではないと思われます。

実際、この方法を多くの人に試してもらっていますが、ほとんどの方が効果を実感されています。

トンボの目で視覚野を意識すると、パソコンの画面を見る目が疲れることなく姿勢も自然によくなり、かつ情報の読みとりが早くなり、作業効率が上がります。

とても、簡単で努力のいらない方法なのでおすすめです。

キーボードの押し方にもコツがある

パソコンで作業をしていて疲れる要因の1番目が小さい画面による視野の狭まりだとすると、2番目はタイピングに力が入りすぎることです。

たまに親の敵《かたき》を討つみたいなすごい勢いで音を立てながらタイピングしている人を見かけますが、近くにいるこちらまで力が入って肩が凝りそうになりますよね。

そこまでいかなくても、ほとんどの人がタイピングの際に必要以上に力を入れて、余分な緊張をつくってしまっています。

「いや自分は柔らかくタイピングしているから、そんなことはない」という方もぜひ次の実験をしてみてください。

まず、キーボードに手をのせてタイピングするイメージをしてください。

それだけで、首や肩が少し緊張するのではないでしょうか。

今度は、のせた指先とキーボードの間に薄皮一枚入っているようなイメージを持ってください。

実際には手とキーボードは接触しているのですが、その間を隔《へだ》てる薄くて柔らかいシートのようなものが入っているようにイメージすると、指先が柔らかくなって、肩や首の力がフッと抜けるのが感じられるはずです。

そして、その「薄皮一枚入れる」感覚を持ったまま実際にタイピングしてください。

肩や首がリラックスした状態が保たれるので疲れなくなり、むしろタイピングすればするほど、ほぐれると感じる方もいるかもしれません。

では、なぜこんなちょっとしたイメージだけで力が抜けるのでしょうか？

実は「薄皮一枚入れる」感覚を持つことで指先の皮膚感覚が活性化していることと関係があります。

特にモノに触れるとき、皮膚はそのモノの情報を受けとるために重要な役割を果たしています。

しかし、我々は一般的にモノに触れるときに皮膚感覚を意識しないので、外からの情報を受けとりにくくなっています。

キーボードからの情報を受けとることなく、それを押すのにどの程度の力が必要かわからないので、必要以上に力を込めてしまうのです。

目の使い方同様、キーボードを押すことばかりを意識しているので、姿勢も自然に前のめりになっていきます。

「薄皮一枚」感覚で皮膚が活性化すると、キーボードからの情報を受けとる意識

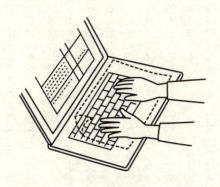

指先とキーボードの間に薄皮一枚入っているとイメージすると、肩や首の力がフッと抜ける

になるので前のめり姿勢が改善して、また指先に必要以上に力を入れることがなくなるので肩や首の力が抜けます。

そして、「指先からの情報が皮膚を介して脳に伝えられて、適正な動きのプログラムが脳から送られる」という神経の回路がうまく機能することになるので、とてもスムーズにタイピングできるようにもなります。

「薄皮一枚」感覚は、パソコンだけでなく携帯電話のボタン操作時にも使えます。

また、身体で何かに接触するあらゆ

るケースで応用できます。

たとえば、包丁やペンを握る際には、手とモノの間に「薄皮一枚」入れることで、柔らかくそれを握ることができ、スムーズに操《あやつ》れるようになります。

重いカバンを持つときも、この感覚を使うことで楽に身体全体でバランスをとれるようになります。

また椅子に座るときにも、座面にドカッと座りこむようにするのではなく、お尻と座面の間に「薄皮一枚」感覚を持つことで、お尻や太腿《ふともも》の力が抜けて楽になることが感じられるはずです。

椅子の背もたれにもたれるのであれば、そこにも薄皮一枚入れてみましょう。

武道では、安定して地面に立っていながらも、同時にいつでも自由に動ける状態をつくるために、「地面と足裏の間に半紙を入れる感覚で」といわれることがありますが、これをイメージすると足裏の力が抜けて、普段いかに無意識に足裏を固めてしまっているかに気づきます。

「薄皮一枚」を意識してもあまり変化が感じられないという場合は、もう少しイメージを膨《ふく》らませて、「肌触りのよい絹」を間に入れる感覚を試してみてください。

すべすべの質感を肌で味わっているイメージを持つと、ふわっと力が抜けるのが感じられるはずです。

外の世界と柔らかくコンタクトするために、「薄皮一枚」感覚を日常の中で取りいれてください。

それでも疲れてしまったときにすること

目や皮膚などのセンサーの使い方を工夫して、デスクワークにおいても身体がしなやかでいられるための方法をご紹介してきましたが、それでもやはりどうしようもなく疲れて身体がガチガチになってしまうということがあるかもしれません。

ある程度以上に身体が固くなってしまうと、センサーの使い方を意識しても身体が反応できなくなってしまうことがあります。

そんなふうになってしまったときのために、椅子の上で手軽に行えるワークをここでご紹介しておきます。

目を閉じて椅子に楽に腰掛けて、地面と足裏、座面とお尻それぞれに「薄皮一枚」入れる感覚を持ちます（①）。

そして、両目で左耳を見るつもりになってください（②）。

そうすると左右の眼球が左耳のほうにひっぱられるようにして、頭が左方向に回転しはじめます。

そして首の上のほうから背骨がねじれて回転するのが感じられます。

しばらく左方向に回転したら、目で見るのをやめて休憩してください。

首の上のほうから起こったねじれが背骨の下のほうにある尾骨《びこつ》まで伝わっていくのを丁寧《ていねい》に感じながら、何度か同じことを行ってください（③）。

力が入ってうまくいかないときは、足裏とお尻の下の「薄皮一枚」を思い出してください。

薄皮感覚を失うと、背骨が動きにくくなるのがわかります。

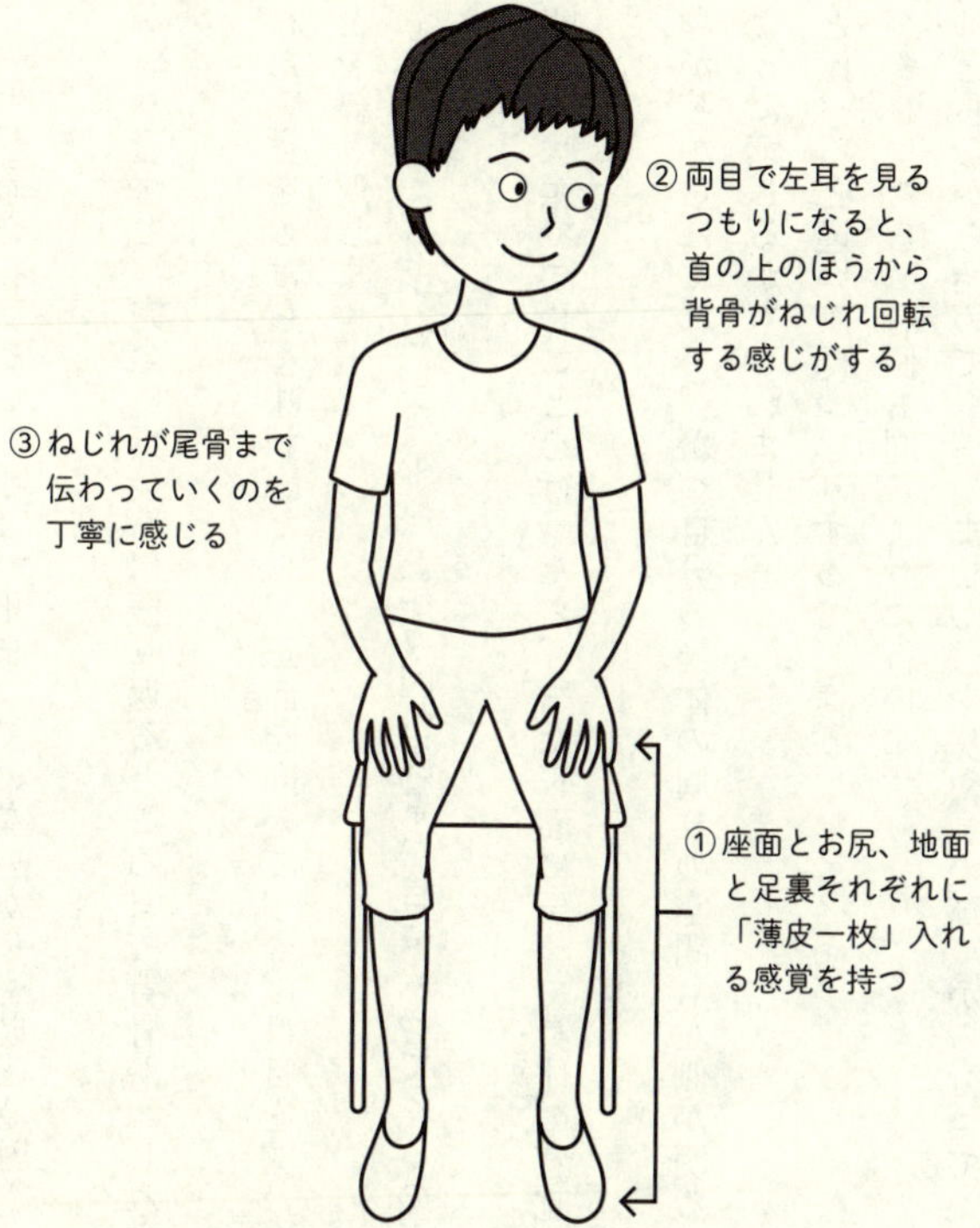
②両目で左耳を見る
つもりになると、
首の上のほうから
背骨がねじれ回転
する感じがする
③ねじれが尾骨まで
伝わっていくのを
丁寧に感じる
①座面とお尻、地面
と足裏それぞれに
「薄皮一枚」入れ
る感覚を持つ

視野が狭くなることで固まった目と背骨を
同時にほぐすワーク

また、一生懸命やろうとして呼吸が止まっていないかにも時どき注意を向けてください。

何度か繰り返すと、完全に真後ろに振り返るところまで背骨がねじれて回転します。

ねじれた感覚をしばらく味わったら、正面を向いて、今度は目を開けた状態で同じことを繰り返します。

左耳を見るイメージをしながら、左方向の風景が目に入ってくるのも感じます。

目を開けた状態で同じことを行ったら、また正面に戻って身体の感覚を確認してください。

左半身が芯《しん》からほぐれて、かつ自分の身体の周りの空間も左側が明るく広がっているように感じるかもしれません。

右側と比べると違いがはっきりするでしょう。

左側が終わったら、右側も同じように行います。

左右はどちらから始めても構いません。やりやすいほうから行ってください。

これは、視野が狭くなることで固まってしまった目と背骨を同時にほぐすワークです。

肩こりや腰痛などにも効果が期待できます。

緊張せずに人と会って話す方法

人に会うのが疲れる人へ

私が自分のクライアントさんからおうかがいする「疲れを感じる日常の行動」の第1位は前述のとおり「パソコンでの作業」です。そして、それに続いて多いのが「人に会うこと」です。

一見とても社交的な方が、「人に会うのは緊張するし、その後どっと疲れが出る」とおっしゃるので驚くことがあります。

「人に会うのは疲れる」という自覚がない方でも、よくよく聞いてみると、

「目を合わせるのが苦手《にがて》」

「話を聞くのが疲れる」

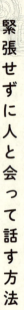

「頭が混乱してうまく話せない」
「親しくない人に近づかれると居心地が悪く落ち着かない」
など、人と関わる上でストレスを感じていることが多く、それが疲れの原因になっているようです。

中には、「人づきあいが苦手なのは、自分の性格だから」とあきらめてしまっている方もいらっしゃいます。

しかし、人と対面したときに居心地よくいられるかどうかは、性格や心がけの問題というよりは、相手が発する情報をどのように受けとるかという身体のセンサーの使い方の問題のほうがより大きな要因となっていることが多いのです。

たとえば、人と目を合わせられないというのは、人間嫌いや恥《は》ずかしがり屋であるというよりは、そのような目の使い方を知らないだけということがよくあります。

実際に目や耳などのセンサーの使い方を少し変えることで、人と関わることがとても楽になったという例を、私は身近なところでたくさん見てきています。

それはほんのちょっとした意図を持ってセンサーを使うだけのことなのですが、人との関わり方が変わり、自分自身のありようも自然に前向きで明るいものに変化することがあるのです。

緊張しないですむ視線の合わせ方

人と対面するのが居心地悪く感じる理由の一つは、「目を合わせるのが苦手」ということです。

特に「日本人は人と目を合わすのが苦手」といわれています。

私も以前はすごく苦手でした。相手に見られるのは緊張するし、だからといって目を逸《そ》らすわけにもいかず、いつも視線のやり場に困っていました。

なぜそんなことになってしまうのかをいろいろ考えていたのですが、あるとき「目は見ることには慣れているが、見られることには慣れていない」ことが原因だと気づきました。

目は自意識と深く結びついているので、視線を向けられると相手の意識がこちらに向かって自分の中に侵入してくる感じがして、思わず避けたくなるのです。これは無意識に起こる自然な防衛反応なので、それを乗り越えて相手と視線を合わせるには事前の準備が必要なのです。

ここで先のパソコン画面を見るときの目の使い方でご紹介した「情報を受けとるように見る」方法（161ページ参照）を思い出してください。

パソコン画面同様、相手の視線を自分の目で受けとるという意図を持つのです。

相手を見ようとして情報を捉えにいくのではなく、相手の情報が入ってくるのをただ待っているだけなので、自分は悠然としていられるのです。

「視線を受けとる」という準備をしておけば目を合わせるのが楽になり、居心地いい状態で相手と関わることができるので疲れることもありません。

また「受けとるように見る」方法は、見ている自分だけではなく、そのように

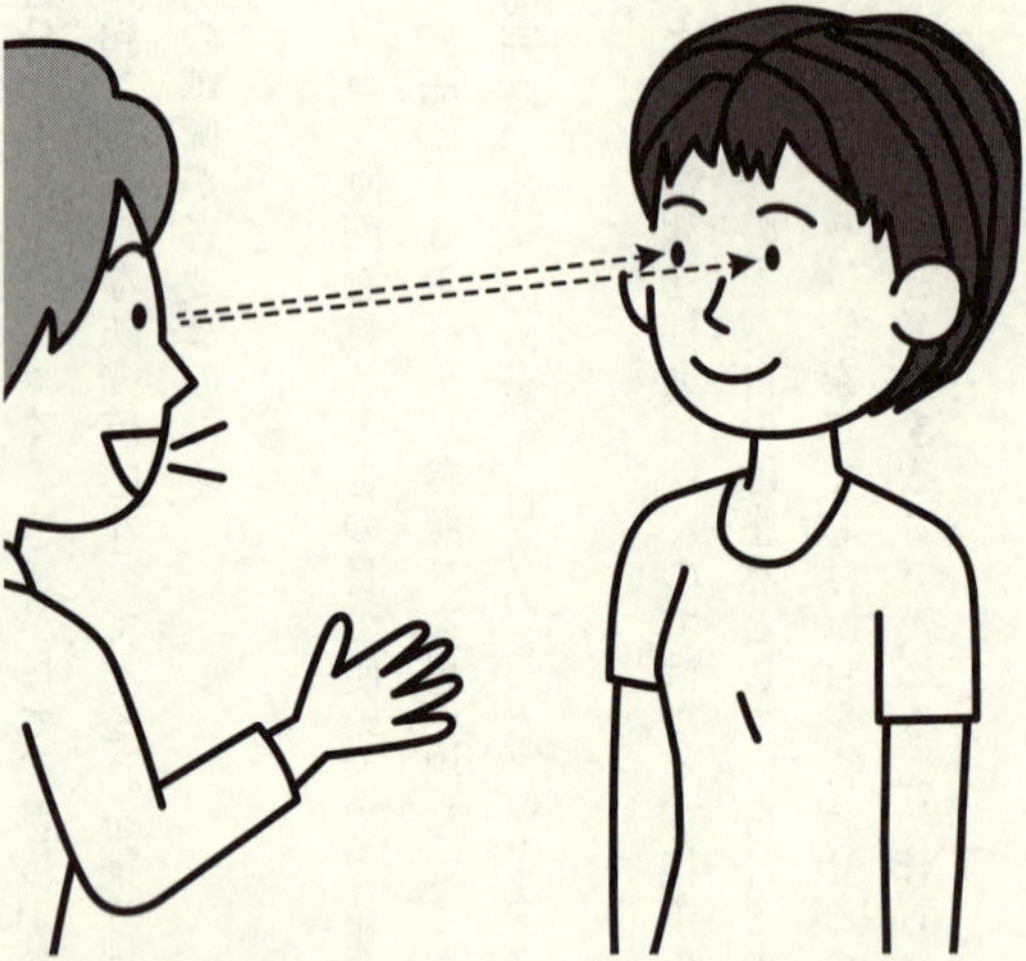

相手の視線を自分の目で受け取る感覚で関われば、緊張せず疲れない

見られた相手にとっても居心地がよいのです。

視線を受けとってもらえると、「自分の存在そのものが受けいれられている」と感じるのです。

深いレベルのコミュニケーションを行う上で、相手の視線を受けとるような目の使い方ができることはたいへん重要です。

それでもやはり、あまり親しくなかったり、苦手に感じる相手だと、受けとるような見方をするのがむずかしいことがあります。

相手に対して心理的なブロックがあれば、目で受けとろうと意識しても、目が緊張してしまうことがあります。

そのような場合は、これも先にご紹介した「トンボの目で見る」方法（165ページ参照）を試してください。

トンボの目を使うと、まず目の緊張が抜けるというメリットがあります。

そして、視野が広がり相手の全体を見ることができるので、冷静かつ客観的に相手と向きあうことになり、過剰な苦手意識や不安感がなくなります。

そして、メンタルな葛藤《かっとう》が減るので疲れにくくなります。

慣れてくると、状況によって2種類の目の使い方を使い分けることができるようになります。

たとえば、初対面でお互い様子をうかがっている間は「トンボの目」を使い、少しなじんできてもう一歩深い関わりを持ちたいときに「視線を受けとる目」を使うというような感じです。

人の話を聞いても疲れない聞き方

人と対面するときの居心地の悪さの原因として、「目を合わせるのが苦手」というのと同じぐらい多くの人があげるのが、「話を聞くのが疲れる」です。

理解するのがむずかしい話を一生懸命聞かなければならない状況を想像するだけでも、肩や首に力が入るのではないでしょうか？

一生懸命聞こうとすると、首やアゴや側頭部など耳の周辺の筋肉が無意識に緊張して、姿勢も前のめりになるので身体の軸《じく》がブレて疲れます。

では、どうすればよいのでしょうか？

ここで一つ実験をしてみましょう。

今自分の周りの世界にある音を自分からつかまえにいくのではなく、音が自分の頭の真横から自然に耳の穴に入ってくるようなイメージを持ってください。

自分の耳の穴がゆるんで少し広がるような感覚を持ってしばらく静かに待っていると、音のほうから耳の中に入ってきます。

人の声でもエアコンのノイズのような音でも、どんなものでも構いません。

ただ音が自然に耳に入ってくるがままにしておいてください。

そうすると自然に肩や首の力が抜けて、耳の穴の通りがよくなったような感じがすると思います。

我々は都市生活の中で、不自然で不快な音に日常的にさらされているので、無意識に耳を固めてブロックしているのです。

もちろん、自然の中で川のせせらぎや小鳥のさえずりを聞いているときはブロ

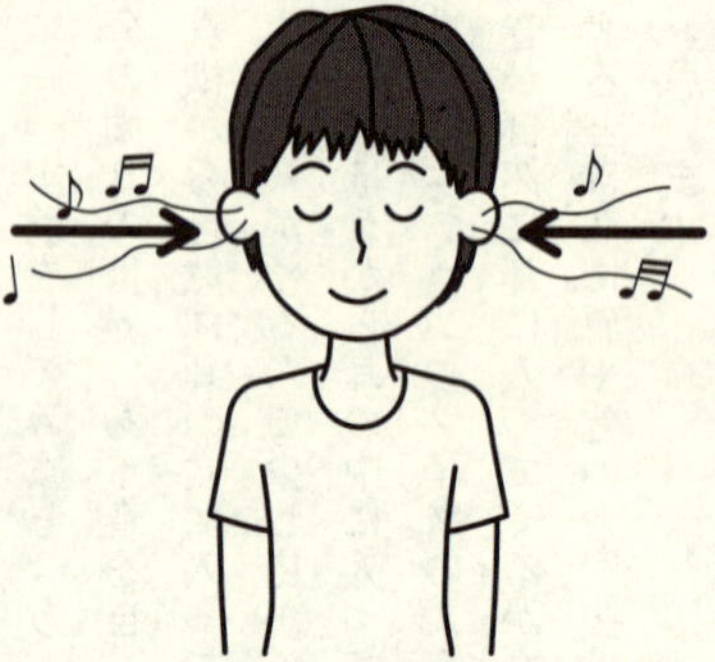

音が自分の耳に入ってくるように聞くと耳はゆるむ

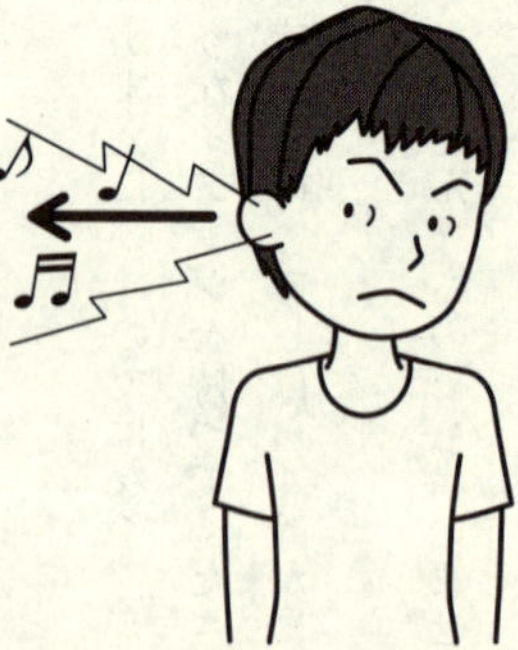

音をつかまえに行こうとすると耳は緊張する

ックする必要がないので、自然に耳がゆるんで音が入ってくるがままになっています。

しかし、普段の生活で耳をゆるめるためには、「音が耳の中に入ってくるのを受けとる」ことを意図することが必要なのです。

これを人の話を聞くときに応用します。

つまり「相手の声が自分の耳に入ってくるのを受けとるように聞く」ということです。

大事なのは、聞こうと努力しないことです。

「声を受けとること」を意図するだけで、耳はゆるんでリラックスしていられます。

そして、ブロックがなくなり、情報が入ってきやすいので内容を理解しやすくなります。

「相手の視線を受けとるように目を使う」方法と同様、深いコミュニケーションを行う上でも効果があります。

「聞きたくない説教や愚痴《ぐち》などの場合はどうすればいいの？　そんなものが耳に入ってくるのは不快です」という声があるかもしれません。

不快なのは、情報が入ってくるのをブロックしようとして自分でつくっている「耳の緊張」そのものなので、「耳で受けとる」という明確な意図を持っていれば、身体的な不快感は起こりにくくなります。

また、「自分の話を相手に受けとって聞いてもらえる」という体験は話し手側にとって深い満足感を生みだすものなので、受けとるように聞いてもらえると、くどくどと話す必要がなくなり説教も愚痴も自然に短くなります。

逆に受けとらないようにブロックしていると、相手は話しても話しても満足感が得られないので、話がどんどん長くなっていきます。

そういう体験、ありますよね？

大事なのは、これは「精神論」や「心がけ」の話ではないということです。「音を受けとるように耳を使う」という身体のスキルの問題なのです。

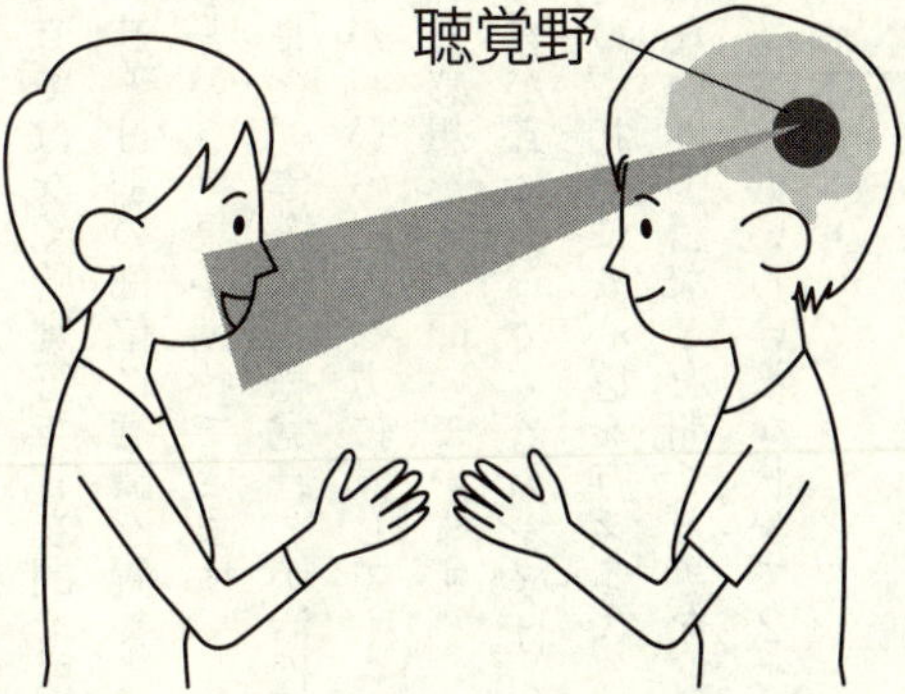

聴覚野で聞くようにイメージすると
音が入ってきやすくなる

そしてそれは、少し意識すれば必ず誰にでもできるのです。

なぜなら、自然の中では誰でもそのような耳の使い方をあたり前にしているからです。

もともと誰もが持っている自然な感覚の働きなのです。

それでも、やはり耳そのものを意識すると緊張が抜けないという場合があるかもしれません。

そんなときのために、耳の使い方の「トンボの目」バージョンをご紹介しておきましょう。

耳の上、頭の側面のあたりに軽く手

を置いてください。

ここは、外から入った音声情報を処理する脳の「聴覚野《ちょうかくや》」がある場所です。「耳ではなく聴覚野で音を聞く」ことをイメージしてください。

耳とは別の部位に意識を置くことで、耳の緊張が抜けて音が入ってきやすくなるという効果が期待できます。

また、実際に「聴覚野」が活性化するという効果があるかどうかまでは不明ですが、いろいろな方に試してもらったところ、話の内容が理解しやすくなったという感想を多く聞いています。

「音が耳に入ってくるのを受けとるように聞く」「聴覚野で聞く」の2つの方法では、相手に安心感を与えるようなコミュニケーションが必要な場合は前者、慣れない外国語などを聞くときなどは後者が有効なようです。

皆さんもいろいろな状況で2つの耳の使い方を試してみてください。

話し上手になる声の出し方

話を聞くのが楽になる方法、お試しいただけましたか。

今度は、自分が話すほうになった場合のことを考えてみましょう。

人づきあいが苦手な理由として、「話し下手」をあげる方が結構いらっしゃいます。

また、「話し下手」という自覚がなくても、「多くの人の前で話すのは緊張する」という方は多いと思われます。

では、なぜ話そうとすると緊張するのでしょうか？

一つは、普段の呼吸の浅さが強調されるから、という理由があります。

声を出すというのは、息を出す、つまり呼吸をするということです。

のどの奥にある「声帯」の振動を息にのせて、外に出すのが発声です。

普段から呼吸が浅くスムーズでないと、発声がうまくいきません。

それでもなんとか息を吐きだそうと努力するので、呼吸が苦しくなり身体も緊張してしまいます。

「声がうわずる」はまさにそんな状態のことを指します。

そして、声がうわずると自分の身体の緊張状態が相手にばれるので、あせってますます緊張が強くなります。

さらに、うわずった声を聞かされるほうにもその緊張が伝わるので、コミュニケーションがうまくいかず、心身ともに疲れることになります。

もう一つの理由は、「いいたいことをうまく伝えられない」ということです。

「うまく伝えられない」のは、「頭が回らない」からです。

リラックスして話しているつもりでも、「いいたいことをきちんと言葉にできていないなあ」と自分自身で感じることはありませんか？

実は、これには声の出し方が関係しているのです。

では、どのように声を出せば「頭が回る」ようになるのでしょうか？

結論を先にいうと、「口だけでなく、鼻（鼻腔《びくう》）も含めて発声すること」です。

鼻がぐずつくと、声が出しにくく頭もボーッとします。

逆に、鼻がすっきりしているときは頭も冴《さ》えています。

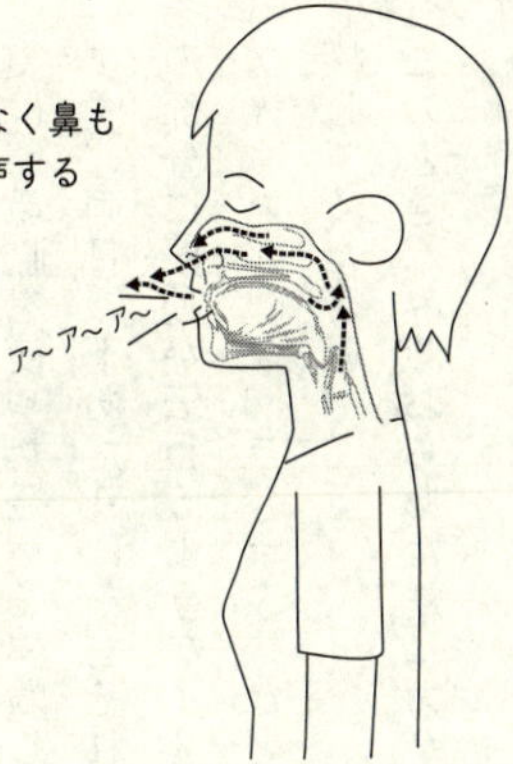

そうなるのは鼻腔の一部となっている「蝶形骨《ちょうけいこつ》」に関係があります。

鼻腔に息が通ると、脳をのせている蝶形骨の動きがスムーズになります。

ボディワークでは、蝶形骨の状態が脳の「覚醒度」と関係することが知られています。

「覚醒度」とは、「頭が起きているか、寝ているか」という脳の活性度のことです。

つまり、発声時に鼻に息が通り、蝶形骨の動きのバランスがよくなると、脳の活性度が適切になり頭が起きた状態になるので、きちんと話ができるのです。

また、蝶形骨は横隔膜《おうかくまく》ともつながっているので、ここの動きが引きだされると自然に腹式呼吸になり、声がうわずることもありません。

では、鼻腔を使った発声を体験してみましょう。

まず、両目の下あたりに左右それぞれ人差し指、中指、薬指の3本を添えて、その部分に振動が伝わるようなイメージを持って声を出します（a）。

「ア〜」とか「ラ、ラ、ラ〜」などアの母音が入った音で自分が出しやすいものを探してください。

このとき、みぞおちあたりに力が入ることなく、楽に呼吸できているか確認しましょう。

目の下あたりに振動が伝わるのを感じたら、その振動が周りの空間にも広がるように意識してみましょう。とても気持ちよく声を出していることに気づくはずです。

次に、今度は目の上に3本の指を添えて同じように声を響《ひび》かせます（b）。

さらに、こめかみのあたり（c）、後頭部のあたりにも指を添えて（d）、鼻腔

鼻腔に響かせて発声すると頭はスムーズに回る。
4ヵ所に触れて振動が伝わるのを感じてみよう

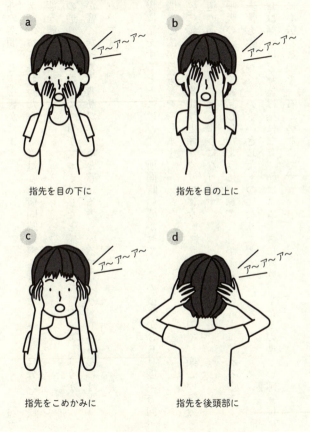

指先を目の下に

指先を目の上に

指先をこめかみに

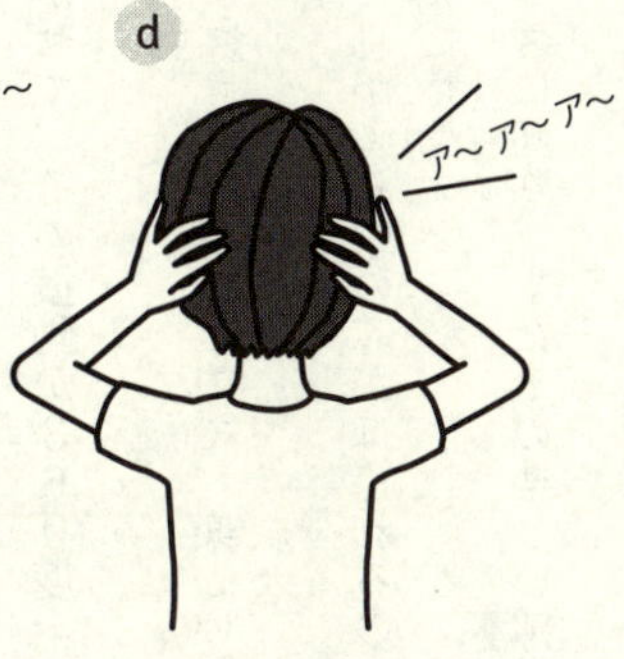

指先を後頭部に

から外の空間へと声を響かせます。

４ヵ所すべて終わったら、今度は４ヵ所同時に声を響かせてみて、自分の身体の状態を観察します。

鼻の通りがよくなって、目がすっきりしたと感じるのではないでしょうか。頭が軽くなって、背筋《せすじ》が伸びたと感じる方もいるでしょう。もちろん、呼吸も楽になります。

実際に話をするときには、４ヵ所同時に響かせて、その振動が３６０度全方向の空間へと広がる感覚を持ちます。

鼻腔に響かせて声を出すと頭がクリアになってすっきりするので、楽しい気分で筋道の通った話ができるようになります。

鼻呼吸のところでお話ししたように、鼻腔に息が入り頭の芯がほぐれるので、顔の表情も柔らかく、いきいきしたものになります。

話せば話すほど身体は楽になり、頭はスムーズに回り、またその楽しい感覚は相手にも伝わるので一石二鳥なのです。

日本人は無表情に口先だけで話すことが多いので、鼻を使った発声によるポジティブな効果をずいぶん埋もれさせてしまっているのかもしれません。

ぜひその可能性を引きだして、「話し下手」から「話し上手」になることを目指してみてください。

……「おへそセンサー」の使い方

「人と会うと疲れる」という方にその理由を聞くと、「緊張するから」という答えがよく返ってきます。

では、なぜ人に対して緊張していなければならないのでしょうか？

「うちの上司はいつ怒りだすかわからない」

「親しくなればよいが、初対面だとどんな人だかわからない」

「相手が自分のことをどう思っているかが気になる」

さまざまな理由がありますが、根底にあるのは「不安」です。

人に相対したときに「安心感」を感じられないから、身構え、緊張せざるを得ないのです。

「安心感」は「自分が今ここにいても大丈夫」と感じられたときに、自然に湧《わ》きあがってくるものなのです。

コミュニケーションの心がけとして、「心を開いて」「自分からオープンになって」ということがよくいわれますが、身体が安心していないのに、心を開くことはできません。

頭でいくら「安心だよ」といい聞かせても、身構えて緊張するという身体の無意識の反応を止めることはできません。

では身体が「安心である」と感じるためには、どうすればよいのでしょうか？

ここで簡単な実験をしてみましょう。

目を閉じて椅子にゆったり座って、自分のおへその上に両手を重ねて置いてください。

そして、そこに自分のおへそがあるということを感じて自分の呼吸に意識を向けてください。

しばらくしてリラックスしてきたら、自分の身体全体がどんな状態になっているかを観察してみましょう。

身体が温《あたた》かくなって、足裏が地面にぴったりとくっついているような感じがするかもしれません。

呼吸が深くなって、胸が柔らかく動くのが感じられるかもしれません。

観察できることは人によって多少違いはあるかもしれませんが、おへその存在を感じてリラックスしているこの感覚が「身体が安心している」状態なのです。

夜寝つきが悪いときには、仰向《あおむ》けの状態でこのワークを試してみてもよいでしょう。

おへそで安心するということで、何かを連想しませんか？

そうです。お母さんのお腹の中にいる赤ちゃんの感覚です。

お母さんのお腹の中というのは、赤ちゃんにとって完全に安全な場所です。

そして、その安心感はおへそを介してお母さんとつながって見守られているというところからきています。

もちろん、産道を通って外の世界へ出てくればおへそのつながりはなくなりますが、その感覚自体は身体に記憶として残っているのです。

ボディワークでは、身体が安心してリラックスした状態になるために、「おへそ感覚があること」を重視しています。

私はこれを「おへそセンサー」と呼んでいます。

人と向きあうときに安心していられる身体になるには、「おへそセンサー」を使います。

具体的にいうと、「自分のおへそと相手のおへそがひもでつながっているような感覚を持つ」ことです。

これは本当にびっくりするぐらい効果があるので、ぜひ実際に試してみてください。

最初は比較的親しい人から始めるのがよいでしょう。

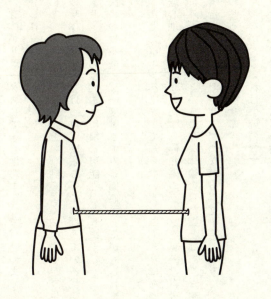

人と会うとき、相手のおへそと自分のおへそがひもでつながっているという感覚を持てば身体が安心してリラックスする

おへそセンサーでつながって話していると、普段より相手に親しみを感じて、また自分の身体がリラックスして居心地がよいので、いつまでも一緒にいたいと感じるかもしれません。

「生理的にあの人とは合わない」という話をよく聞きますが、生理的に合わないとは自分の身体が対象を受けつけず緊張してこわばっている状態のことなので、おへそセンサーを使えば大丈夫になる可能性があります。

苦手と決めつける前に、一度試してみる価値があるかもしれません。

他には、たとえばエレベーターで知らない人と二人きりになったとき、重い空気が流れ居心地が悪くて、ひたすら停止階のランプを見続け自分の階がきたら逃げるように外へ出ていくというような体験をしたことはありませんか。

そんな場合も、おへそセンサーでつながる感覚を持ってみてください。

目を合わせる必要はありません。

おへそでつながっていればよいのです。

そうすると、その場がとても居心地のよい空間になって、そこにいる見知らぬ他人にも親しさを感じて、降りるときには思わず会釈したくなるような感覚の変化があるかもしれません。

コンビニのレジの前で会計してもらっているときも、そわそわして居心地悪そうにしている人が多いですが、こんな時もおへそセンサーを試してみてもいいかもしれないですね。

「自分のほうから親しげにしても、相手にとっては迷惑なだけでは？」という心配があるかもしれません。

ご安心ください。

自分が安心感の中にいると、その感覚は相手にも伝わります。

それは観念論ではなく、人間の生理的な反応なのです。

身体の緊張やリラックスは、「自律神経」という身体の生理システムが司《つかさど》っていますが、この自律神経は人と人の間を伝播《でんぱ》するといわれています。

いらいらしている人が目の前にいると自分もいらいらするし、目の前の人があくびをしたらそれが自分にもうつるというのと同じ話です。

自分がおへそセンサーでつながるきっかけさえつくれば、二人の間に安心感が共有されます。

二人で一緒にいることが、緊張や疲れの原因になるのではなく、リラックスした居心地のよいものになるのです。

「わざわざおへそセンサーを使ってまで人と会わなくても、人と関わらず一人で過ごしているほうが楽に安心感を得られる」

そう感じる方がいるかもしれません。

たしかに、疲れきったときは一人で家に閉じこもって休息したくなることがあり、実際そのようにしてリラックスできることもあります。

しかし、そういう状況が3日、4日と続くことを考えるとどうでしょうか。

身体の節々《ふしぶし》がこわばり、かえって疲れそうで、リラックスした安心感とはほど遠いものになると感じるのではないでしょうか？

人間の身体は、人と関わることで自分の心身の状態を安定させるという機能を持っています。特に、大きなショックや緊張にさらされたときは、人との関わりが重要です。

天災や大きな事故にあったとき、人と密につながることが自分を取り戻して安定させるために、どれだけ重要かを自らの体験を通して実感されている方もいるでしょう。

そして、近年の心理学の知見によると、人との関わりがお腹の感覚につながる自律神経の経路の活性化と関係していて、それが心身の安定化において重要な機能を果たしているとされています。

そういう意味では、おへそセンサーを使ってうまく人と関わることは、心身安定化に関わる神経系をスムーズに働かせて疲れにくい身体になるために、大事なものであるといえるでしょう。

第4章

自分の軸のつくり方

目指すは「ブレない自分」

第3章では「外の世界と楽に関わり、疲れにくい身体になるには、センサーの使い方が重要」であり、またそのためには「外にある情報を受けとるように意図することがポイント」であると述べました。

たしかに、自分が関わることを意図した対象については、情報を受けとるようにすることが大事です。しかし、実際には我々は受けとりたくないような情報に取り囲まれて生活しています。

仕事の中では理不尽《りふじん》な怒りをぶつけられることがあります。

人間関係の中では聞きたくもない愚痴《ぐち》を聞かなければならないこともあります。

また、テレビやネットでは四六時中、気分を滅入らせるようなニュースが流れ続けています。

このような受けいれたくない情報にさらされているとき、身体は無意識に身構え、緊張してほとんど呼吸もできない状態で固まっています。

外に対して防御することでいっぱいになって余裕がないので、自分自身の身体に対する感覚を失います。

自分の身体に対する感覚がなくなると、自分が今どのような状態で、それに対してどう対応すればよいかがわからなくなります。

これが「自分を見失った状態」です。

自分を見失った状態では、身体的には自己調整の機能が働かなくなり緊張をコントロールすることができず、精神的には外の情報に振り回されて不安定になります。

この状態は、一般的には「自律神経失調症」ともいわれます。

そして、この状況が続くと身も心も疲れてしまうのです。

本章では、自分を見失うことなく、外の情報に振り回されることのない「ブレない自分」になって、心と身体が疲れにくくなるための方法をご紹介します。

どんなときにも自分を見失わない方法

……………「ストロー呼吸」で身を守る

「外にある情報に振り回されて自分を見失ってしまうのであれば、そんな情報は避けて通ればよい」

そんな考え方もあります。

しかし、避けて通れないこともあるのです。

２０１１年の東日本大震災の際、直接の被災地ではない東京にいる多くの方々がテレビやネットから次々に流れてくる情報を見続けて、心身の具合を悪くさせてしまいました。

「見ていると気分が滅入るから見たくない。でも情報は知りたい」というジレンマを当時経験された方は少なくないでしょう。

このような状況では、ゆったり身体を内観《ないかん》したりほぐしたりするようなものではなく、誰にでもすぐできて、確実に自分を取り戻すことができる方法が必要です。

そういう状況にあったとき、私の周りにいる多くの方にとって役立ったのが「ストロー呼吸」でした。

「口をすぼめて息を吐き、鼻から息を吸う」

これだけです。

ストローから息を吐くようなイメージで息を吐くので、ボディワークでは「ストロー呼吸」と呼ばれています。

それはどんな感じがするか、実際に体験してみましょう。

まず、下腹のあたりに軽く手を置いてください。

そして口を少しすぼめて、ストローから細く息を吐くような感じで「フー」と何度か息を吐いてみてください。慣れるまでは実際に「フー」という音がするぐらいでいいでしょう。

このとき、どんな感じがしますか？

下腹が安定して、自分がしっかりする感じがしませんか？

自分の中心が感じられるとか、頭がクリアになると感じられる方がいるかもしれません。

今度は、手をお腹に置いたまま、「ハァー」とため息をつくように息を吐いてください。

お腹の支えがなくなって、身体が崩《くず》れてくるのが感じられるはずです。

自分を支える拠《よ》り所がなくて、頼りない感じがする方もいると思います。

ため息の感覚を体験したら、またストロー呼吸に戻ってください。

両者を比較すると、その違いが明確にわかります。

「ストロー呼吸」のポイントは、「自分がいちばんやりやすいやり方で行うこと」です。

呼吸のリズムをゆっくりにしたり、呼吸を深くする必要はありません。

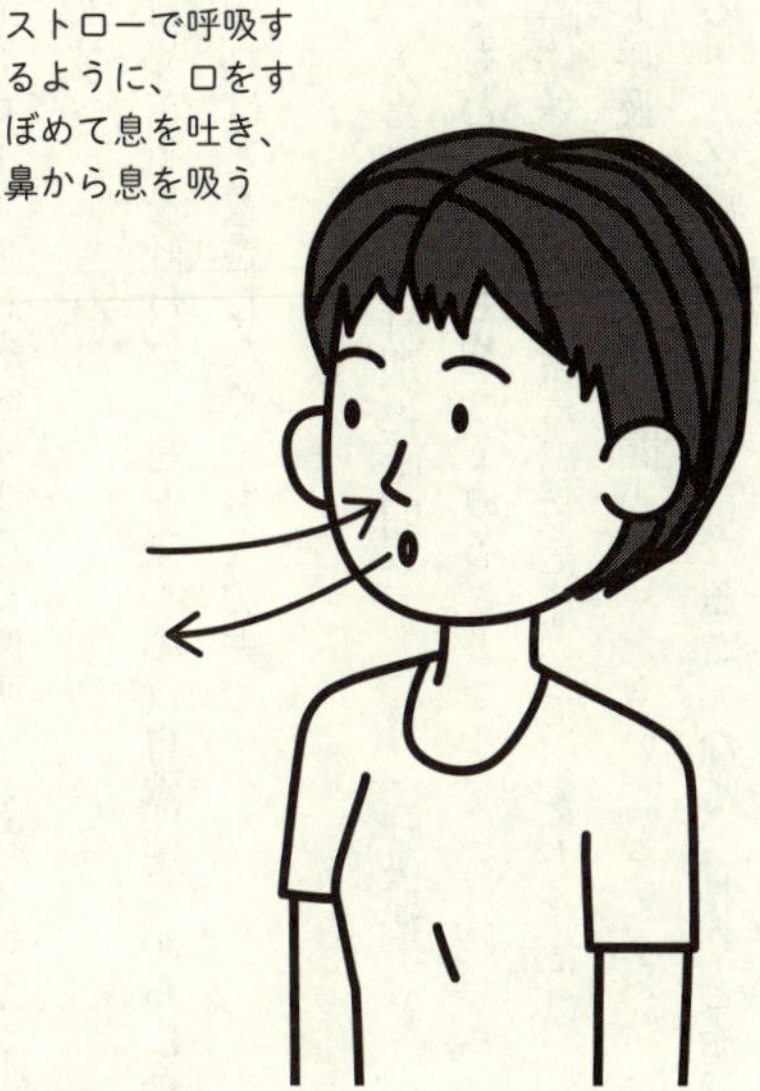
ストローで呼吸するように、口をすぼめて息を吐き、鼻から息を吸う

上司のお小言、愚痴を吐く知人、居心地の悪い場所に来てしまったときに周囲に気づかれずおこなうことができる

もちろん、腹式呼吸を意識する必要もありません。

ただ「ストローから息を吐くように呼吸する」ということだけを意識していればよいのです。

口をすぼめて息を吐けば、息を吸うのは自然に鼻からになるので、吸うことに関してはそれほど意識しなくても大丈夫です。


そして、大事なのは特別に時間をとって「呼吸法」として練習するのではなく、いつでもどこでもやってみることです。

震災の際に外からの情報に過敏になっていた方々には、「ニュースを聞くときはストロー呼吸を行いながら聞いてください」とアドバイスしました。

そうすると、必要以上に不安になることなく、わりと冷静に自分にとって必要な情報だけを受けとることができたようです。


上司のお小言を聞かなければならないとき、無遠慮に愚痴を吐いてくる知人につかまってしまったとき、なんだか居心地の悪い場所に来てしまったときなど、外からの情報に対してストレスを感じる際にはストロー呼吸を行ってください。慣れると、周りの人に気づかれずに行えるようになります。

ストロー呼吸を行うと、自分自身をしっかりと支える感覚が生まれるので、ストレスに対して必要以上に身構えて緊張したり、呼吸を止めてしまったりすることがないので疲れにくくなります。

自分をしっかりさせることが必要なあらゆる状況で、ストロー呼吸は役に立ちます。

外からの情報だけではなく、自分の中からの情報に対してもストロー呼吸は使えます。

たとえば、風邪のひきはじめなどでなんとなく気分も身体もすぐれない感じになることがありますよね。

そんなときには、ストロー呼吸を試してみてください。

風邪は身体にとっては浄化《じょうか》のプロセスと見ることもできますが、具合が悪いという感覚にひきずられてひきやすくなっているケースが多くあります。

自分をしっかりさせて風邪と向きあえば、いたずらに症状が長引くことも少なくなります。

また、「やる気が起きないとき」にもストロー呼吸は使えます。

いろいろなことが気になって仕事に集中できないときなどに、まずストロー呼吸で自分をしっかりさせて頭をクリアにしておいてから取り組むとうまくいきます。

いつのまにか「ため息」呼吸になっていた、ということにならないように注意してください。

シンプルで簡単な方法ですが、それだけにいろいろな状況で使えるこの方法をぜひ皆さんの日常で試してみてください。

自分の中に3人の司令官を持つ

外の情報に振り回されて、「頭の中が真っ白になり完全に自分を見失っている」というような状態に入ってしまった場合は、先にご紹介した「ストロー呼吸」を行って自分を取り戻してください。

しかし、そんなふうに完全に自分を見失う状況が日常で頻繁《ひんぱん》にあるわけではなく、実際はもう少しゆるやかな形で我々は外の環境から影響を受けています。

自分のすべてを失うほどではないけれど、自分の中のある部分を見失っているという状況があります。たとえば、次のようなケースです。

①頭では納得したんだけど、気持ちのもやもやが収まらない

②やる気にはなっているんだけど、身体が動かない

③とりあえず動いてはいるけど、頭で考える余裕はない

このような状況は、誰にでも身に覚えのあることでしょう。

では、身体のどの部分の感覚を見失うとこのようになるのでしょうか?

人間の身体を「頭」「胸」「腹」の3つに分けるとします。

①は「頭」はあるけど、「胸」を見失った状況
②は「胸」はあるけど、「腹」を見失った状況
③は「腹」はあるけど、「頭」を見失った状況

つまり、「部分的に自分を見失っている」というのは、「頭」「胸」「腹」のどこかの部分の意識を失っている状況のことなのです。

「頭」「胸」「腹」の3つは、より一般的には「心技体」であるといえます。

「心」は「胸」、「技」は「頭」、「体」は「腹」にあてはまります。

この3つがすべて揃《そろ》って、心も身体も外に惑《まど》わされない安定した状態になれるわけです。

そして大事なのは、「心技体」を揃えるのに必要なのは生まれ持った才能や長い時間をかけた日々の鍛錬《たんれん》などではないということです。

その3つの部分に「意識を持つ」意図があるかどうかの問題なのです。

「人の気持ちを心で受けとめられない」というのは、性格や才能の問題というよ

りは、「胸」という身体の部分に意識を持てるかどうかが大事なのです。

これは、そのやり方を知っていれば誰にでもできる可能性のあることなのです。

高校野球の選手が、バッターボックスで胸のお守りを握りしめているのは、祈りの気持ちを持つと同時に、緊張のあまり失いそうになっている胸の感覚を取り戻してバランスをとる工夫をしているともいえるのです。

では「頭」「胸」「腹」それぞれの部分に意識を持つには、どのようにすればよいのでしょうか？

順に、その方法をご紹介していきます。

……………「頭」の中の司令官

最初に「頭」に意識を持つためのワークを紹介します。

身体の力を抜いて楽にまっすぐな姿勢になってください。

座ったままでも立っていても、どちらでもよいので自分のやりやすいほうで行ってください。

まず、頭の両側面に軽く手を置いてください（a）。

そして、手に触れられている頭の両端を基点として、その真ん中がどこにあるかをゆっくりと探る感覚を持ちます。

そして、そこに空間があるとイメージしてください。

空間の中には何もなく、風が通り抜けるような感覚が広がるのを感じてください。

それが感じられたら、今度は頭の前後に手を置いて、同じように頭の中心に空間が広がるのを感じてください（b）。

手を両側面に置いたり、前後に置いたりを何度か繰り返すと、頭の中心の感覚がよりクリアになっていきます。

頭の中心に果物の種のように実の詰まった硬い何かがあるというよりは、風通しのよい空洞のような空間があるというイメージを持ってください。

頭の中心の感覚がクリアになっていく

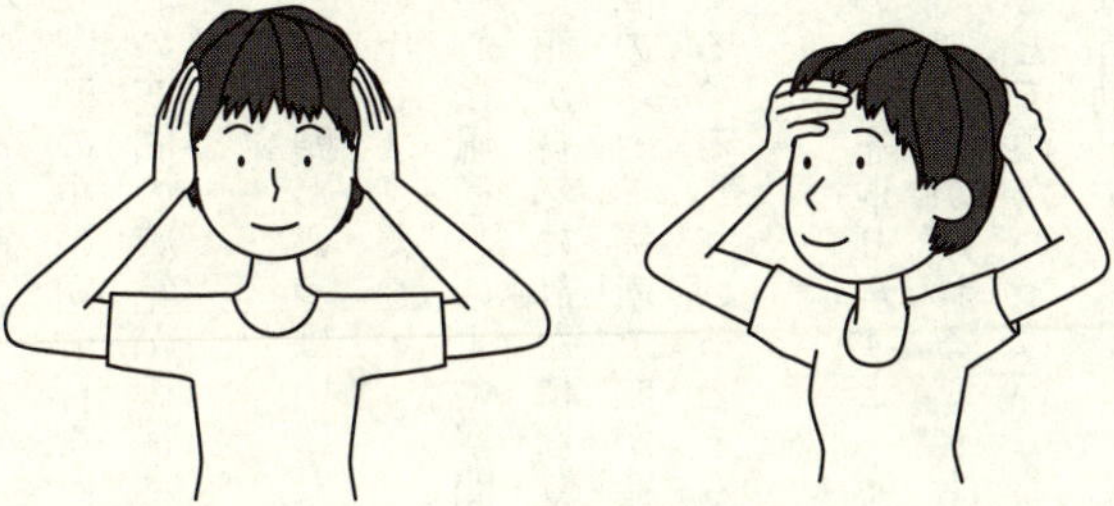

a 頭の側面に手を置く

b 頭の前後に手を置く

このとき、頭が軽くなり、モヤモヤした心配ごとなどがなくなってすっきりした感じを体感できるはずです。

そして、どんな行動をするときも、この空間の感覚を保ったままでいられるようになりたいのです。

そのためには、次のような方法があります。

たとえば、椅子から立ちあがるという行動をするときに、まず頭の中心の空間を意識して、その中に小人になった自分がいて、自分の身体全体に指令を出して動かしているイメージを持ってください。

小人になって指令を出している自分

が頭の中の「司令官」です。

つまり、頭の中の司令官をイメージすることで、どんな行動を起こすときにも頭の中心の空間の感覚が確保されることになるというわけです。

心配ごとで頭がいっぱいになって混乱しているときは、頭の中心の司令官のことを思い出してください。

頭の中心に風通しのよい空間があることを感じていると、混乱が収まりざわついていた頭が自然に静かになります。

長時間のネット検索で頭が疲れたとき、あるいは考えても仕方のない思考が頭の中をぐるぐるしているときなどは、頭の中の司令官のことを思い出してください。

中心の空間を取り戻すと、不必要な情報や思考が消えてすっきりクリアな状態になるので、頭が疲れることもありません。

考えごとで頭がいっぱいになって、夜なかなか寝つけないときなども頭の中の司令官は有効です。

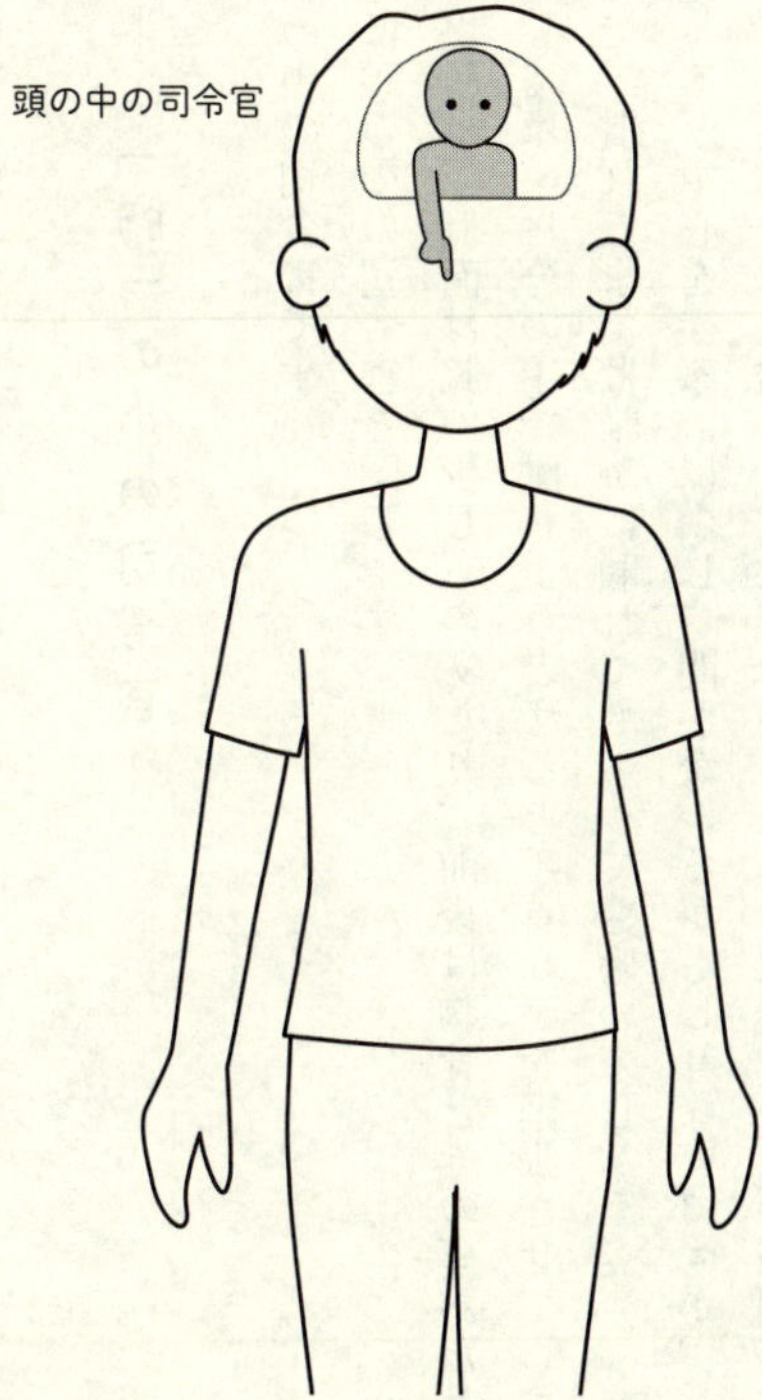

頭の中の司令官を意識することで、
ざわついていた頭が自然に静かになる

仕事や勉強で頭を使いたいときにも、頭の中の司令官を意識しておくと、長時間明晰《めいせき》な状態で頭を働かせることができます。

……………「胸」の中の司令官

次は胸の中の司令官です。

やり方は頭の中の司令官と同じです。

触れる場所は、側面は脇の少し下のあたり、前後は胸骨とその裏あたりです。

胸に関しては、自分の手で触れようとすると手首などを緊張させてしまうことがあるので、慣れるまでは誰かに触れてもらってもいいでしょう。

頭に比べると中心を探るのに少し時間がかかるかもしれないですが、しばらく待っていると頭のときと同じように、中心あたりに風通しのよい空間が広がるのが感じられるようになります。

そして、そのときなんともいえない安心感や満足感が身体の感覚として体感されるはずです。

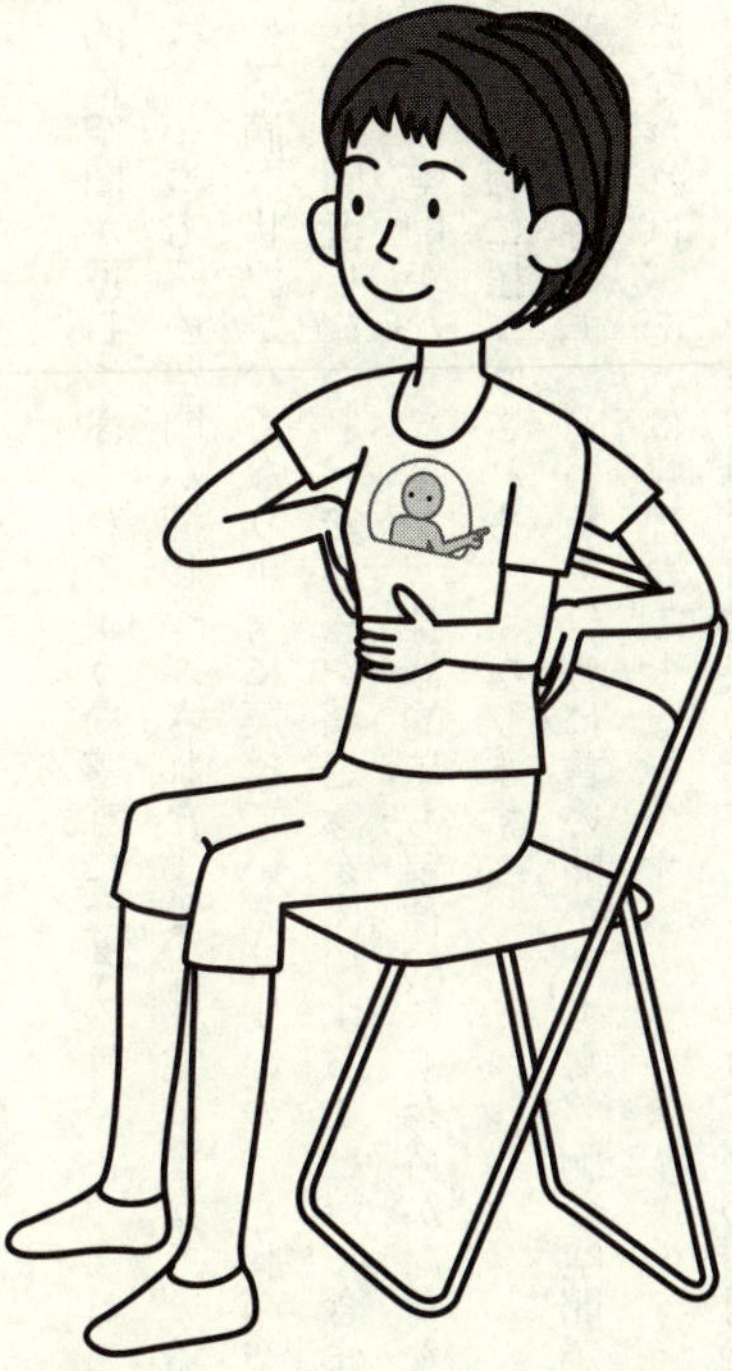

胸の中の司令官を意識しながら、脇より少し下や、胸の前後に触れることにより、心のゆとりをとりもどすことができる

不安や不満な気持ちになると、胸はキューッとつまり、その中心にある空間を失います。

一時的に空間が押しつぶされるような感覚になるのは、よくあることです。問題は、いつもその空間が押しつぶされたまま無感覚になっていることです。

不安や不満な状況がなくなり平常に戻っているはずなのに、胸の空間が押しつぶされたまま回復しないと、安心感や満足感を体験することができません。

また、胸の空間がなくなると、身体的にも精神的にも余裕がなくなり、ちょっとした外の情報に振り回されやすくなります。

「もっと余裕を持って」といくら自分に言い聞かせても、胸の空間が感覚として体験されなければ、それは無理なことなのです。

「心が広い」というのは、単なる性格の話というよりは、いつでも胸の空間が感じられている身体の状態のことであるともいえるのです。

胸の空間を取り戻すのがむずかしい場合は、山や海など自分の好きな自然の中にいてゆったりと呼吸しているところをイメージしてください。

もちろん、実際に自然の中に行くことができれば、より胸の空間は意識しやすくなるでしょう。

大自然の中に身を委《ゆだ》ねて、無条件に自分が受けとめられていると感じると、自分の中に胸の空間を取り戻す余裕ができ、そこに意識を持ってくることが可能になります。

「腹」の中の司令官

最後は、腹の中の司令官です。

やり方は「頭」や「胸」と同じですが、「腹」の場合は座るよりも立った姿勢のほうがやりやすいかもしれません。

触れる場所は、側面は骨盤の両脇あたり、前後はおへそから少し下とその裏です。

武道などの東洋的身体技法でよく聞く「臍下《せいか》丹田《たんでん》」といわれる場所です。

大事なのは、身のつまった肉の塊《かたまり》のようなものとしてそれを意識するのではなく、あくまで風通しのよい「空間」として意識することです。

腹の中の司令官を意識すると、身体を動かすのが楽になります。頭でごちゃごちゃ考えたり、気持ちが後ろ向きだったりして、腹がお留守になると身体を動かすのがたいへんになります。

たとえば、今座っているのであれば、「頭」「胸」「腹」それぞれの中にいる司令官を意識して立ちあがるという動きを順に試してみてください。

腹の司令官を意識すると、スッと楽に立ちあがることができるはずです。

歩くという動きで、これを試してみてもよいでしょう。

気乗りのしない家事や片づけなども、腹の中の司令官を持っているとどんどんこなすことができます。

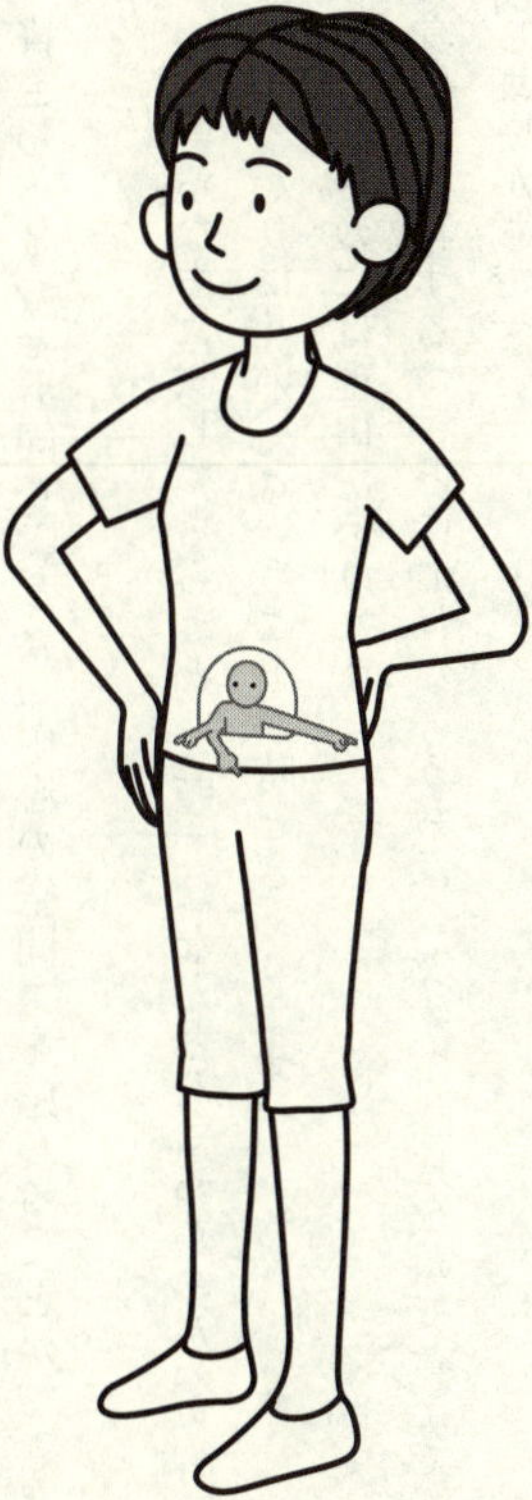

腹の中の司令官を意識しながら、骨盤の両脇や下腹の前後に触れると、スッと立ち上がることができ、おっくうな仕事や家事、片づけもこなすことができる

3人の司令官がつながる

「頭」「胸」「腹」それぞれの中に司令官を持つ方法を解説してきました。

皆さん、3つとも同じように「中心の空間」を感じることができたでしょうか?

いろいろな方に試してもらうと、「頭」はなんとなくわかるが、「胸」や「腹」は少しわかりにくい、ということが時どきあります。

そうなるのには理由があります。

「身体を意識する」ことに慣れないうちは、身体の感覚を頭で考えて探ろうとしてしまいがちです。

「胸の中心?　う〜ん、どんな感じかな……」と考えこんでしまうのです。

そうすると多くの意識が頭に集中して、その他の部分まで回りきらなくなってしまうのです。

また、頭で考えこんで「思考モード」に入ると、頭の重みが身体の前にのしかかるようになるので、胸や腹が圧迫されて中の空間を感じることがむずかしくなります。

これを改善するための方法をここでご紹介します。

「腹が頭を下から支える」というイメージです。

そうすると、身体を感じようと一生懸命になって頭からなかなか離れられなかった意識が、ストンとお腹に下りてきます。

その感覚が自然に「腹の司令官」になります。

「胸が頭を下から支える」というイメージも有効です。

首が自然に伸びて頭が軽くなって、意識が胸に下りてくるのがわかるでしょう。

胸はなかなか感覚が持ちづらいところです。

特に我々日本人は、「胸の感覚が薄く、胸の動きが固い」といわれています。

「胸」そのものを感じるように努力するよりは、「頭」や「腹」との関係性の中で意識したほうがやりやすいのです。

「腹が胸を下から支える」というイメージが助けになることもあります。

我々は気持ちが動揺したとき、胸のざわつきを抑えこんでなんでもないふりをしようと努力しますが、それは一時的・表面的には収まったとしても、未消化の緊張は身体に封じこめられて大きなストレスとなり残ってしまいます。

下から腹に支えられることで、胸は安定した中で自分の感情を解放させることができ、ストレスを身体に溜《た》めこむことがないので、心も身体もすっきりして疲れにくい状態でいられるのです。

また腰痛の方にとっては、「腹が下から上半身を支える」という感覚を持つことで、腰に負担がかからないような身体のバランスを取り戻して腰痛の症状を改善させる効果も期待できます。

3人の司令官のつながりをつくる際には、「下から上を支える」感覚を持つことがポイントです。

コミュニケーションもかみあうようになる

人とのコミュニケーションで、「話がかみあわない」と感じることがあります。奥さんから相談ごとを持ちかけられたので、誠実にきちんと応えたところ怒りをかってしまって、なぜ怒るのかを確認したらもっと怒られてしまったというようなことはありませんか？

このようなコミュニケーションにおける平行線は、誰もが体験したことがあるでしょう。

では、なぜそのようになってしまうのでしょうか？

いろいろな解釈の仕方があると思いますが、私は双方がそのとき持っている司令官の相違によると考えています。

一般に女性が「胸」の司令官によるコミュニケーションを好むのに対して、男性は「頭」の司令官を使う傾向にあります。

相手の「胸」の司令官からの問いかけには、こちらも「胸」の司令官で応える必要があるのです。

「頭」の司令官で応えようとするから、話がかみあわなくなってしまうのです。

男性からは「女性の感情的な話は苦手《にがて》」という声が、女性からは「男性の理屈っぽい話は苦手」という声が聞こえてきそうです。

しかし、むずかしく考える必要はありません。

これは、表現方法などコミュニケーションスキルに関するむずかしい話ではなく、あくまで「身体のどこに意識を持っているか」という問題なのです。

相手の感情的な言葉を頭で受けとめて、気のきいた言葉を考えて自分としてはベストと思われる応対をしても、それではかみあいません。

相手の胸からきた言葉は、胸で受けとめて返すしかないのです。

繰り返しますが、これは表現力や性格の問題ではなく、身体の意識の仕方の問題です。

私はボディワークのセラピストとして、クライアントさんとコミュニケーションをとるときはいつも「この方はどの司令官を使ってコミュニケーションをとろうとされているのか?」ということに気を配っています。

「どの司令官を使ってるかなんてわからないよ」と思われるかもしれないですが、自分自身が3人の司令官を意識していればだいたいわかります。

明確にわからなかったとしても、自分がとりあえず3人の司令官を準備しておけば、どんな状況になってもコミュニケーションはそれなりに成立するのです。

セラピストとして仕事を始めて3人の司令官のアイデアがまだない頃は、クライアントさんのお話についていくことに必死になって気疲れしてしまうことがありました。

今では3人の司令官をいつでも意識できるようになったので、コミュニケーションがすれ違ったり、頭で一生懸命考えたりする必要がなくなりました。

3人の司令官のことを忘れそうになったときは、3ヵ所を順番に軽く手で触れて確認します。ちょうど、クリスチャンの方が十字を切るときのような動きです。

コミュニケーションが苦手というクライアントさんには、この方法をご紹介していますが、皆さん効果を実感されているようです。

3人の司令官を持つことで、自分のコミュニケーションの仕方がどのように変わるか、試してみてください。

自分の軸ができてくる

「3人の司令官」とは、「頭」「胸」「腹」それぞれに意識を持つことですが、それぞれを単独で持つよりは、3つセットで意識できれば「心技体」のバランスがとれた状態を保つことができて、外からの情報に振り回されにくくなります。

とはいうものの、3つ同時に意識を向けるというのはむずかしいと感じる方がいるかもしれませんね。

試しに、ここで「3人の司令官」を同時に感じてみてください。

わかりづらい場合は順番に手で触れてみましょう。

そうすると自然に3人の司令官が縦《たて》につながり、自分の中心を軸《じく》のようなもの

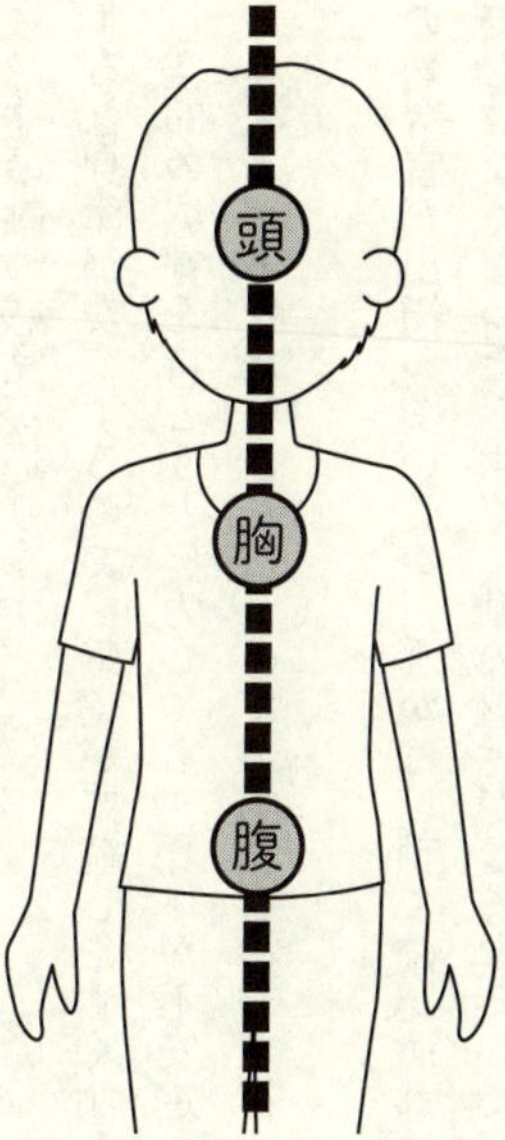

「頭」「胸」「腹」3つセットで意識する
ことで「心技体」のバランスがとれて
外からの情報に振り回されにくくなる

が通っているのが感じられるでしょうか?

「軸」というのは、「身体の真ん中を上下に通り抜ける重力線」のことで、スポーツなどで「あの選手は軸がしっかりしている」といわれるものです。

3人の司令官を意識すると自分で通そうとしなくても、3人が上下でつながって自然に身体の軸の感覚が通ります。

そうすると身体が安定するので、感覚が持続しやすくなるのです。

いくら空間の感覚を持とうと努力しても、身体が不安定な状態だと身体を支えることにエネルギーをたくさん使うので、感覚を持つ余裕がなくなってしまうのです。

3人の司令官が出揃っているかどうかは、軸で確認すればよいのです。

一人でもいなくなったらすぐに軸の感覚がなくなるので、そこでチェックできます。

特に意識を向けておく必要があるのが、「胸の司令官」です。

「頭」が「思考」、「胸」が「感情、気分」、「腹」が「身体、行動」と関連づけられると考えると、忙しい日常の中でいちばん見落とされがちなのは、「胸」の感覚です。

特に男性は「胸」の感覚が希薄になっているケースが多いので、意識的に注意を向ける必要があります。

身体感覚として「胸」を意識すると同時に、「今、自分はどんな気分だろう?」と問いかけることも、胸の感覚に気づく上で役に立ちます。

「胸」の感覚がなくなると、「満足感」を実感することができなくなります。

何をやっても満足することがないのでストレスが溜まり疲れやすくなるのです。

「胸」の感覚がないままに、「頭」を使おうとしても過去に対する後悔や、将来に対する不安が頭をもたげて「今、ここにいる」クリアな状態で集中して思考することができません。

また、「胸」の感覚がないままに、「腹」を使って身体を動かそうとしても、動きだす意欲が湧《わ》いてこないのです。

「胸」を中心とした3人の司令官を持つことで、それらが自然につながり安定して揺らぎのない自分の軸を持つことができるでしょう。

自分の中心が定まっているか

……自分の身体と外の世界の「距離感」

第3章では、「身体の外にある情報を受けとるようにセンサーを働かせると、外の世界と楽に関わることができる」と述べました。

これは、目や耳などの身体の外部センサーの働かせ方についての話でした。

それに対して本章前半では、「受けとりたくない情報に対しては、自分を見失わないように自分の身体の感覚を持っておく必要がある」として、ストロー呼吸や3人の司令官というアイデアで内部センサーの働かせ方を紹介しました。

ここで問題になるのは、「ではどのようにして、外にある情報が自分にとって受けとりたいものか、そうでないかを判断するのか？」ということです。

情報が自分の中に入ってきて、身体がこわばる状態になってはじめて、「これは受けとりたくない情報」とわかったのでは遅いのです。

心や身体が受けるダメージを最小限に留めるためには、もっと早く気づきたいのです。

外の世界に対して自分がどのように反応しているかを知るには、身体の外部センサーと内部センサーを同時に働かせる必要があります。

外の世界に注意を向けながらも、自分の身体も同時に観察し続けていなければならないのです。しかし、それは実際にはたやすいことではありません。

何がむずかしいかというと、人間の感覚は主観的で曖昧《あいまい》なものなので、「自分の外で起こっていることと、内で起こっていることの区別が明確にできない」のです。

たとえば、機嫌が悪い人が目の前にいるだけで、自分の気分まで悪くなってしまうことはありませんか？

あるいは、ニュースで悲惨な事故の情報をたくさん聞いているうちに、自分の体調が悪くなってしまうというような体験をしたことはないでしょうか？

つまり、外で起こっていることを、あたかも自分の中で起こっていることであるかのように身体が感じてしまうのです。

そのようにして、我々の心と身体は外の世界に振り回されて「ブレる」ことになります。

自分とは直接関係のないことにまで振り回されるので、当然疲れます。


では、「ブレない」ためにはどうすればよいのでしょうか?

自分の身体と外の世界の「距離感」を明確に持てばよいのです。

そうすれば自分の内外で起こっていることを区別できて、必要以上に外の情報に振り回されることがありません。

それどころか、外にあるネガティブな情報を自分の内のポジティブなエネルギーに変換することも可能になるのです。

ここでは、「距離感」というコンセプトを心がけやイメージだけではなく、具体的な身体の感覚として捉えられるようなワークをご紹介します。

「距離感」は腕でとらえる

今、突然停電になって真っ暗になり、周りが何も見えなくなったと想像してみてください。

真っ先に、何をしますか？

手で周りをさぐって、自分の近くに何があるかを確認するのではないでしょうか。

では、なぜそんなことをするのでしょう？

これは、視覚情報を突然失って自分の身体と周りの世界との位置関係がわからなくなってしまったため、手で触れることで周りの世界を確認し、相対的に自分の身体の位置を確認するための行為なのです。

そこで、我々が確認しているのは、自分と周りの世界との「距離」です。

距離がはっきりすることで、「少しぐらい動いてもぶつからないので大丈夫」という情報が得られて身体は安心していられるのです。

「距離」を感じとる感覚のことを、ここでは「距離感」と呼びます。

距離感は視覚や聴覚を通しても感じられますが、もっとも身体にダイレクトに伝わるのは手を含めた「腕」で感じられるものです。

赤ちゃんは自分の身体の周りにあるものに触れ回って自分と外の世界との距離を測ることで、身体に対する認識を深めていきます。

しかし、大人である我々は視覚のみで距離をとってすませることが多くなってしまったため、「腕」の「距離感」を測るセンサーの機能を退化させてしまっています。

そして、それは外の世界に対して自分の身体が無防備であることを意味するのです。

「距離感」を感じとることのメリットは2つあります。

一つは、距離をとることで外の世界に対する自分の立ち位置がはっきりして、自分の身体がしっかりと感じとれるようになることです。

つまり、内部センサーがうまく働く状態になります。

もう一つは、距離をとることで外の世界が自分と明確に区別され、より客観的にクリアに見えることです。

これは外部センサーがうまく働いた結果といえるでしょう。


2つのメリットをまとめると次のようになります。

「距離感」を持つことで自分の内と外を同時に見ることができ、その区別が明確になるので、外で起こっていることを自分の中でも起こっているかのように取り違えて、それに振り回されて自分を見失うことがなくなります。

つまり、いつでもブレない自分でいられるので、疲れにくくなるのです。

「距離感」をつかむワーク

では、距離感とは一体どのようなものなのか？

ここで実際にそれを体験してみましょう。

机に向かって楽に座り、身体が机から30センチ程度離れる位置まで椅子をひいて、机の端に軽くのせるように片手を置きます。

手は左右どちらでもよいので、楽に置けるほうを選んでください。

肩や手首に力が入らないように、手の置き方をいろいろ工夫してください。どんな形になっていても、机に軽く手をのせるように置いているという状態が保たれていれば大丈夫です。

手の位置が決まったら、今度は手と自分の中心とを結ぶ線をイメージしてください（a）。

自分の中心は胸の中でも、下腹の真ん中でもどこでもよいのですが、ここでは胸の真ん中として話を進めていきます。

線から胸と机の両方向に矢印が出ているイメージを持つと、「二者の間で距離をとる」という感覚がつかみやすくなり効果的です（b）。

次に、机と自分の身体（胸の中心）の距離、つまり先ほどイメージした線の長さを保つように意識します。

線を細い棒のようなものとしてイメージすると、「距離を保つ」という感覚が

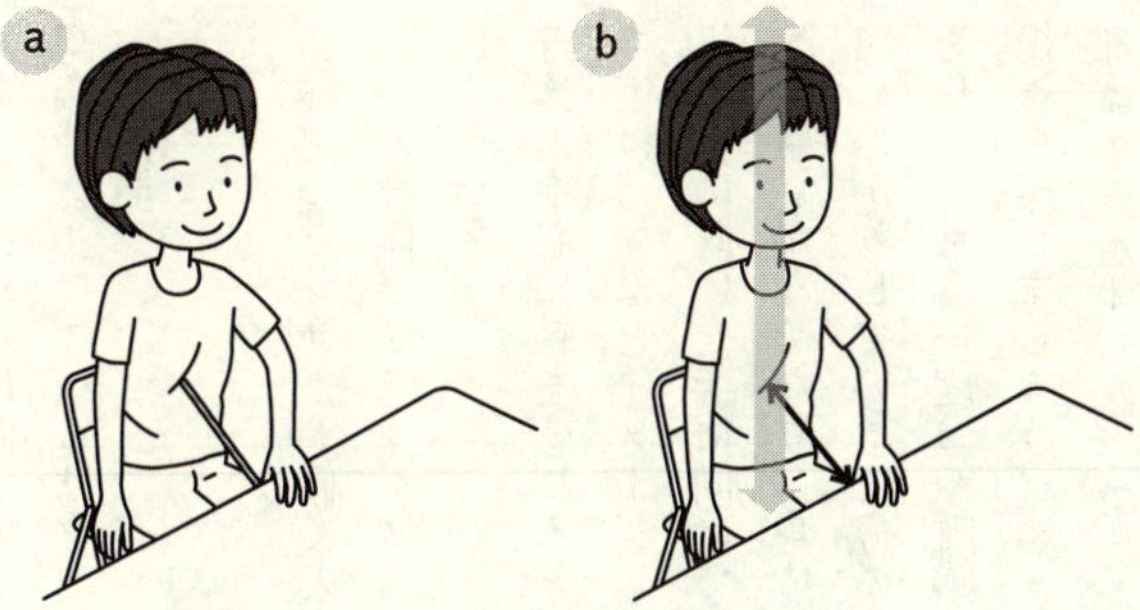

a 机と自分との距離を測る棒をイメージする
b 両方向の矢印をイメージすることで距離感が生まれ、自分の中心軸の感覚がしっかりする

より持ちやすくなります。

胸と机の間に、その距離分の長さの細い棒を軽く挟《はさ》みこんで、それを落とさないように保ち続けているという感じです。

「距離を保つ」ために、腕が働いていることに注意を向けてください。

これが、腕による「距離感のセンサー」が機能している状態です。

そして、このとき机に置いている手を見下ろすようにして、目でも距離を確認してください。

腕による距離感は、視覚で確認されることでより強化されます。

机という対象と自分の身体の間に距

離があり、それらは別々のものであるという感覚が生まれて、自分の身体に対する認識がクリアになるはずです。

この感覚をよく覚えておいてください。

距離感のセンサーが働くと、身体はどんな感じがしますか？

自分の身体がリラックスしつつも、しっかり安定していると感じるのではないでしょうか？

身体の中心に軸を感じるという方もいるでしょう。

今度は、先ほどイメージした距離感の棒をはずしてみてください。

机の上に置いた手に向けていた視線もはずします。

腕の感覚がなくなり、身体が机のほうに少し寄りかかるように前傾し、先ほどまでしっかりしていた自分の姿勢や軸が崩れるのが感じられるはずです。

そして、もう一度「距離感」を持って、腕の感覚を取り戻してみます。

視線も戻しましょう。

身体が安定するだけではなく、頭もクリアに感じられるのではないでしょうか？

「手を机に置いて支えているので、身体が安定するのはあたり前」というご意見があるかもしれません。

試しに、手で机を少し押すようにして自分の身体を支えてみてください。

たしかに押す力の反作用で身体はまっすぐに起きあがるかもしれませんが、肩や腕が緊張してその緊張が身体全体に広がり、姿勢は安定というよりは固まった状態になるはずです。

この状態ではすぐに疲れるので、長くその姿勢を維持することはできません。

一方、腕を距離感のセンサーとして機能させることで得られた身体の軸は緊張がないので、長時間楽なままでいられます。

また、ある程度慣れてくると、実際に手で対象に触れなくても「距離感を持つ」という感覚を持つだけで腕のセンサーが活性化して、身体は同じように反応するようになります。このことからも、腕を「支え」として使っているのではないことがわかります。

外の世界がクリアに見える

「距離感を持つと自分の身体の感覚ははっきりするが、対象を遠ざけることになるので外の世界は見えにくくなるのではないか？」

普通に考えるとそんなふうにも思えるのですが、実際は逆なのです。

ここで、それを体験してみましょう。

机の上に両手を楽に置いて、両手で文字の書かれた紙（本でも可）を持ってください。

そして、紙と自分の眉間《みけん》の間に「距離感」の棒をイメージして、それを保つようにしてください。

そのときの文字の見え方を覚えておいてください。

また、書かれている内容が自然に頭に入ってくるかどうかも確認しておいてください。

今度は、紙を机の上に置いて手は机の下に持ってきます。

その状態で、紙に書かれている内容を見てみましょう。

文字の見え方はどうでしょうか？

内容は頭に入ってくるでしょうか？

文字はぼんやりとし、内容が頭に入りにくくなったのではないでしょうか。

もう一度手で紙を持って、距離感を取り戻すと違いが明らかになります。

実は、普段我々は紙に書かれた情報を読むときに、自然に腕による距離感のセンサーを働かせています。

新聞なども、きちんと読もうと思ったら机の上に置いたままではなく、無意識に手にとっているはずです。

紙に書かれた文字情報よりパソコンの画面上の文字を見ると疲れやすいのは、距離感を持ちにくいことと関係しているといえるかもしれません。

外の世界を見るときは、紙や本のようにいつも手に取ることはできませんが、自分の身体との距離感を持つことで、情報がクリアに入ってくるようになるのです。

たとえば、人と向かいあっているときに相手との間に距離感の棒をイメージすると相手の表情や動きがクリアに見えるようになります。

観察したい対象があるときには、距離感の棒のイメージを試してみてください。

外の世界の見え方が変わります。

……………苦手なものに対するとき

距離感を持つことで、自分自身が安定して、かつ外の世界もクリアに見えるということは実感していただけたでしょうか？

それでは、もう一歩話を進めます。

先ほど出てきた「本を読むときは自然に腕で距離をとっている」という話のとおり、我々は日常生活において無意識に適度に距離をとりながら外の世界と関わっています。

しかし、距離感を失いやすいものが2つあります。

一つは、自分が「好きなもの」です。

好きなものには近づきたいし、一体化したいという衝動を持ちますが、ポジティブなエネルギーが得られるものに対して距離感を失っても基本的には問題はありません。

そして、もう一つは「苦手なもの」です。

こちらは距離感を失うと問題なのです。

たとえば、目の前に不機嫌そうな人がいると自分まで不機嫌になってしまうということがあります。

その理屈を「距離感」で説明すると以下のようになります。

「不機嫌そうだから関わりたくない」

↓

「関わりたくないから、できるだけ存在を無視しようとする」

↓

「存在を無視するから、距離感がなくなる」

↓

「距離感がなくなると、相手が自分の中に入りこんでくるような感覚になり、自分の中の感覚と相手の中で起こっている感覚との区別ができなくなる」（感覚の一体化）

↓

「自分を支えている身体感覚が希薄になるので安定感を失い、外からきた『不機嫌』というネガティブな感覚に取りこまれて、自分も不機嫌になってしまう」

↓

「相手が自分の中に入りこんで一体化してしまっているので、実際には目の前からいなくなっても不機嫌な感覚は残り続ける」

また、距離感を失って冷静に相手を見ることができないので不機嫌さが必要以上に増幅されて伝わるという悪循環に陥《おちい》る傾向があります。

「苦手なもの」に対する負の連鎖《れんさ》を断ち切るには、どうしても「距離感」を明確に持つことが必要なのです。

では、実際にどのようにすればよいかをご紹介しましょう。

ここでは対象を「いつも怒ってばかりいる怖い上司」と仮定します。

そんな人が直属の上司だと、家に帰ってからもその人のことが頭から離れず、いつも気が休まらなくて疲れきってしまいます。

先ほどと同様に手で触れて距離感をとるワークを行いますが、今度は机ではなく壁を使います。

対象に対してよりしっかり向きあって距離をとるには、立って壁に向かったほうが効果的です。

壁から50〜70センチ程度離れて立って、自分の胸のちょうど正面あたりに軽く手を置きます。

机のワーク同様、手首や肩に力が入らないように、手首や肘《ひじ》の角度を調整します。

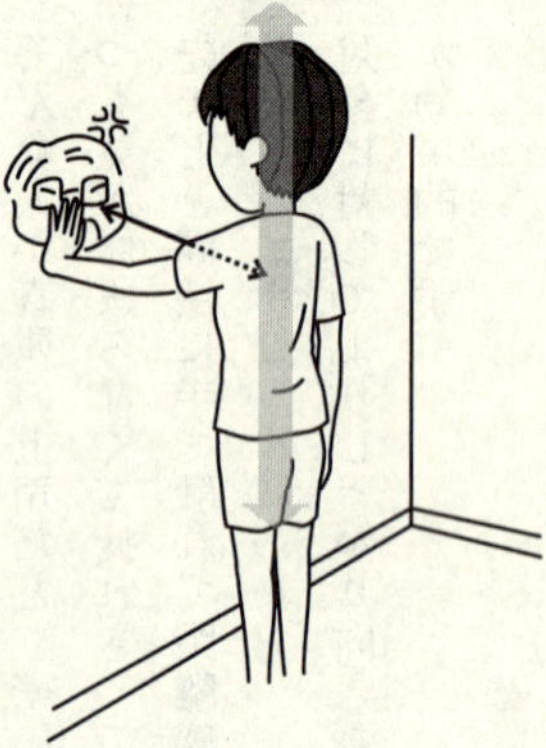

苦手なもの（上司の顔）との距離感を持つことで自分の軸がしっかりする

手のひら全体が壁にぺったりくっついている必要はなく、机に手を軽くのせたときのような感覚で壁に軽く手のひら全体を置きます。

そして、手と胸の間に距離感の棒をイメージして自分がしっかりする感覚が生まれたら、手を置いている壁の部分に苦手な上司の顔があるとイメージしてください。

苦手な顔が思い浮かぶと動揺して、距離感の棒を見失いそうになるかもしれませんが、よりしっかりと腕の感覚をもって、自分の手越しに見える上司の顔をちゃんと見つめて距離を保ってください。

しばらく、そのままでいると自分の軸が通った状態で相手の顔が見られるようになります。

自分の感覚の中に入りこんでいた相手をいったん外に出して、自分の軸を取り戻すと身体が安定して、不安が薄れて心が静かになってきます。

そして、そのまま自分の心や身体にどんなプロセスが起こるかを観察しましょう。

よくよく相手を見てみると、必ずしもいつも怒っているわけではないし、それほど怖い顔をしているわけでもないことに気づくかもしれません。

また、なぜその人が怒っているのかということも今までよりは大局的に見られるようになって、「それは仕方ないことなんだ」と相手に同情するような余裕が生まれるかもしれません。

そうすると、少なくとも今、目の前にいない相手に怯《おび》えて必要のない不安を持つことはなくなります。

これで、第1段階はクリアです。

次に第2段階です。

壁を使って相手との距離感を持つ練習を何度か行って、一体化せずに冷静に相手のことを考えられるようになったら、今度は実際に目の前に相手がいるときに距離感を持ってみましょう。

このときは、もちろん直接手で触れることはできないので、相手と自分の間に「距離感の棒」が入っているイメージを持ちます。

そして、何があってもこの棒の長さを保ち続ける感覚を持ちます。

そうしている限り、自分の中心をしっかり保ったまま、相手に取りこまれることなく冷静に相手を見ることができます。

このような状況で仮に相手が怒りだしたとしても、距離感を保っていれば、自分を見失うことなく、また相手のことをきちんと見ることができるので、必要以上に不安や恐怖を持つこともありません。

また、距離感を失って取りこまれている状態では自分の身体の感覚を失っているので、逃げることも自分の身を守ることもできず、サンドバッグのように無防備な状態で致命的なダメージを受ける危険がありますが、距離感を保って相手のことが見えていると、うまく逃げることもできるのです。
そして、怒られていること自体はそのときは不快であっても、距離感を持ち続けていれば、相手がいなくなった後までそれをひきずることがありません。
嫌な感覚をひきずることがないので、疲れることもないのです。

距離感のワークは、他にもさまざまな状況で使えます。

ケース1　近所の工事の音がうるさくて仕事に集中できなくていらいらする

工事現場と自分の身体の間に棒をイメージして、距離感を持ちましょう。
いらいらするのは、音が自分の頭の中で鳴っているかのように感じるからです。遠く離れたところで起こっているものだと認識すると、身体はそれほど影響を受けません。

ケース2　苦手な人と一緒だと食事の味までまずく感じてしまう

相手と自分の身体との距離感を持ちましょう。

まずく感じてしまうのは、苦手な人に対する不快感が自分の腹に入ってきてしまっているからです。

どちらもポイントは、対象と距離をとって自分の身体と一体化させないことです。

対象を見定めて、「これは自分の外で起こっていること」という明確な認識を身体の感覚として持つことが大事です。

気になるものを「聞こえないふり」「見えないふり」しようとしてもうまくいきません。

無視しようとすると、どんどん自分の感覚の中に入りこまれてしまうのです。

………自分自身の問題に対するとき

心や身体がブレて安定しないのは、外の世界にあるものだけが原因ではありません。

「胃がムカムカして気になる」
「腰の重だるさが気になる」
「心配ごとが頭から離れない」

身体の問題から心の悩みまで、自分がブレる原因は自分自身の中にもあります。

そして、原因が自分の中にある場合は逃げ場がない分、心身の疲労が大きくなります。

このような問題に対しても、先ほどご紹介した「壁の対象に向かって距離感を持つ」ワークが応用できます。

たとえば「胃のムカムカ」が気になっているのであれば、手を置いている壁の部分に「ムカムカする胃」をイメージし、距離感を意識します。

「この場合は自分の身体の中にあるものが対象だから、自分の身体との距離感はとれないのでは？」という疑問があると思います。

自分の身体の中にあるものを対象とする場合はなおさら、距離をとることにより自分の身体の中心軸がしっかりと立つことを感じとってください。

ポイントは自分で軸を立てようと意識するのではなく、対象との距離感を持つことで自然に自分の軸が立ってくるのを待つことです。

そして、自然に軸が立って自分がしっかりするのが感じられたら、軸からの距離感を確認しながら、対象を冷静に見据えてください。

そうすれば自分の身体の中で何が起こっていようが、それは自分の中心を揺るがすほどのものではないことに気づいて、心と身体が安心して安定感を取り戻します。

「胃のムカムカ」はすぐには収まらないかもしれませんが、先ほどよりはましに感じられ、かつそのことで頭がいっぱいになっていた状況からは脱することができているはずです。

自分の中であれ外であれ、何か自分の心と身体の安定を揺るがすものがあるときは、その対象との距離感を持って、揺らぐことのない自分の中にある軸の意識を取り戻せばいいのです。

そして、それは心がけや精神論ではなく、「距離感」という身体のセンサーの働かせ方の問題であり、練習すれば必ずできるようになるものなのです。

頭はすっきり、身体は楽に

ここで、もう一つ実験をしてみます。

机から少し距離を置いて座って、今度は両手を机の端に軽くのせるように置きます。

両手の間は50〜70センチぐらいで、楽に置ける広さにします。

そして、今度は自分の胸から両手それぞれに対して2本の距離感の棒をイメージします。

そして、目でも両手を同時に見て距離感を確認するようにします。

このとき、身体はどんな感じになりますか?

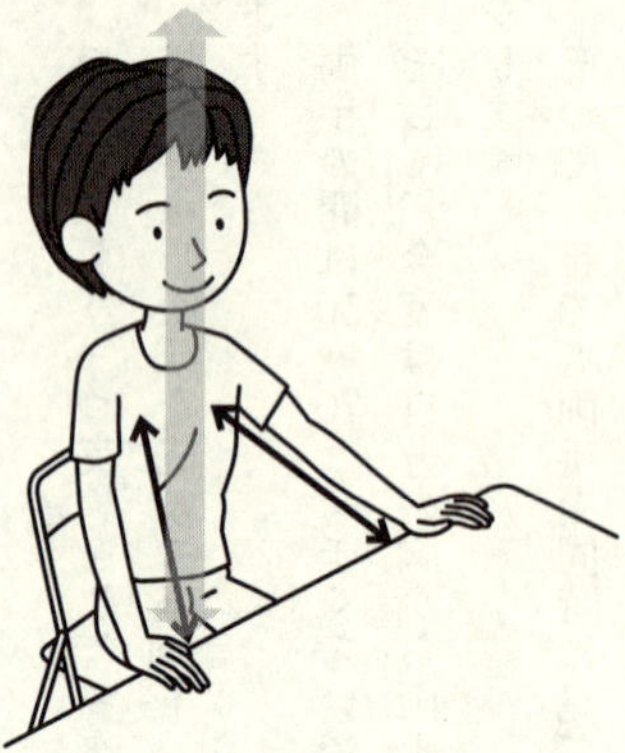

2つの対象への距離感を持つと中心軸がよりクリアになる

棒が1本だったときよりも、より中心軸がはっきりして楽に身体が支えられるのではないでしょうか？

2つの対象への距離感を同時に意識することで、頭もよりクリアで覚醒した状態になっているはずです。

この状態だと、外からの情報に対してちょっとやそっとじゃブレないという感じがしませんか？

そうなんです。

自分を取り囲む対象が多くなればなるほど、それらへの距離感が認識されている限りは自分をしっかりさせる効果があるのです。

手で直接触れることができるのは2

つまでですが、距離感を持つには実際に触れなくても「棒」をイメージすればよいだけなので、いくらでも増やせます。

自分の身体の前後左右上下まで、あらゆる方向にあるものとの距離感を意識してみましょう。

対象が増えれば増えるほど、自分の中心がはっきりして身体が軽くなり、頭も明晰になると感じられるはずです。

武道でいうと、どこから敵が襲ってきても対応できるような「隙《すき》がない」状態です。

「隙がない」というとちょっと疲れそうな感じもしますが、何があっても周りに振り回されず、自分の中心にいてブレることがないので、心も身体も安心してリラックスしていられるので疲れません。

また、頭が明晰な状態なので、余計な思考が堂々巡りすることがないため、決断力がつきます。

これを仕事に活《い》かすこともできます。

多くの仕事を同時に抱えると、あれもこれもしなければと圧倒されて頭が混乱して、ただでさえ忙しいのに仕事の効率が落ちて困ることがあります。

この状態から脱するには、すべての仕事に対して距離感を持つことです。

たとえば、5つの仕事があるとすると、それらを全部並べてみて、それぞれに距離感の棒を意識します。

距離感の棒が増えるほど、自分の中心が定まって余計な思考など入る余地がない状態になるので、冷静に5つの仕事を見ることができます。

そして、それらを最適な手順でこなしていく迷いのない決断力が生まれるのです。

数多くの仕事を同時にこなしている忙しい人ほど、飲み会出欠の問いあわせメールなどへの返信が驚くほどに早いというのは、よく知られていることです。

多くのものに対して同時に距離感を持っていると、自分の中心がはっきりするので判断に迷うことがなくなるのです。

また、一対一だと大丈夫だけど、グループでのコミュニケーションは場の空気が読めないので苦手という方にも、このワークは役に立ちます。

距離感を持たないまま、一人一人と関わろうとすると自分があちこちに振り回されて全体を見渡すことができなくなります。

そういうときは、そこにいる人全員に対して距離感の棒をイメージしてください。

自分の軸がしっかり立って、自分が場の中心にいると感じられるはずです。

そうすれば、空気が読めないということはなくなります。

「距離感」のワークは「外の世界と関わりながら、それを踏まえて揺らぎのない自分の中心を定めていく」ためのものです。

大きく変わりゆく世界に生きる、我々現代人にとっては必須の身体技法であると私は確信しています。

そして、それは自分の感覚を頼りにして行うものなので、やり方さえ知っていれば誰でも自分一人で行うことができ、かつすぐに効果が期待できるものなのです。

すでに多くの方々がご活用くださり、「どんなときでも自分の中心に戻れるようになったので、心も身体も疲れにくくなった」との声をいただいています。

このワークが読者の皆さんにとってもお役に立てるものであることを心より願っています。

あとがき

本書は、身体の新たな可能性を開くための「感覚のワーク」の本です。

新しい感覚を体験するには、自分で身体を意識することが基本になります。

それは、腕立て伏せを何回行うというような通常のトレーニングと違って、日常生活の中で誰にでも気軽に行えるものです。

そして、それをうまく行う上で大事なポイントがあります。

「自分の中で起こる小さな変化を信じてみる」ことです。

たとえば、ワークをして身体のある部分がゆるんだ感じがあっても、

「そういわれてみれば、ゆるんだ気もするが、これは自分の思いこみではないか？　そんな気がするだけではないか？　本当に自分は正しくできているのか？」

と不安に感じることがあります。

「なんとなく、ゆるんだ気がする」


まずはその感覚を大事にしてください。

感覚は主観的で曖昧《あいまい》なものです。

疑心暗鬼になって頭が働きすぎると、感覚は失われてしまいます。

自分の中で起こった小さな変化を信じてそれを丁寧《ていねい》に見ると、感覚の変化はより大きくはっきりしたものとなり、確信に近づいていくのです。

そして、もし小さな変化すら感じられないという場合は、次のことを試してみてください。


「感覚の変化が起こるのを静かに待つ」

本文でもご紹介した「情報を捉まえにいくのではなく、受けとる」意識を持つことです。

「受けとる」ためには、「静かに待つ」のがいちばん確実な方法なのです。

また、感覚を探ろうとしすぎると緊張して「むずかしい顔」になりがちなので、「微笑みを浮かべる」という意識を持つことがリラックスする上で有効です。微笑みを浮かべて静かに待っていれば、自分が想像もしていなかったような感覚の変化が向こうからやってきます。

読者の皆さんが本書を通じて、新しい感覚の扉を開き、自由で伸びやかな心と身体のすばらしさを体験されることを心から願っています。

本書の出版にあたり、お力添えをいただいた多くの方々に心より感謝を申しあげます。

さくら舎の古屋信吾さん、猪俣久子さん、講談社の依田則子さんのおかげですばらしい本ができました。

ロルフィング®のクライアントさんやワークショップの生徒の皆さん。私が施《せ》術《じゅつ》者として経験を重ねて、身体の感覚に関する見識を深めることができたのは皆さんのおかげです。ありがとうございます。

そして、いつも無条件にすべてを受けいれて変わらぬ愛を送り続けてきてくれた両親に心からの感謝を伝えたいと思います。

皆さん、本当にありがとうございました。

藤本　靖

本作品は２０１２年7月に株式会社さくら舎より刊行されたものを文庫化にあたり再編集いたしました。

藤本 靖―兵庫県出身。東京大学経済学部卒業後、政府系国際金融機関で政府開発援助（ODA）の業務に関わる。その後東京大学大学院で身体教育学を専攻し、脳のシステムや心と身体の関係について研究。米国Rolf Institute認定ロルファー、ソマティック・エクスペリエンス認定プラクティショナー。「身体のホームポジション」という独自の身体論を展開、各地で講演、ワークショップなどを行う。著書に『1日1分であらゆる疲れがとれる　耳ひっぱり』（飛鳥新社）、『感じる力をとり戻しココロとカラダをシュッとさせる方法 わりばし&輪ゴムのワークが効く！』（マガジンハウス）など。

講談社+α文庫　「疲《つか》れない身体《からだ》」をいっきに手《て》に入《い》れる本《ほん》
――目・耳・口・鼻の使い方を変えるだけで身体の芯から楽になる！
藤本《ふじもと》 靖《やすし》

2016年4月20日第1刷発行

発行者――――鈴木 哲
発行所――――株式会社 講談社
東京都文京区音羽2-12-21 〒112-8001
電話 編集(03)5395-3522
販売(03)5395-4415
業務(03)5395-3615

デザイン――――鈴木成一デザイン室
本文イラスト――――久保久男
カバー印刷――――凸版印刷株式会社
印刷――――慶昌堂印刷株式会社
製本――――株式会社国宝社

落丁本・乱丁本は購入書店名を明記のうえ、小社業務あてにお送りください。
送料は小社負担にてお取り替えします。
なお、この本の内容についてのお問い合わせは
第一事業局企画部「＋α文庫」あてにお願いいたします。
Printed in Japan ISBN978-4-06-281666-3
定価はカバーに表示してあります。

髙橋ミカ流 毒出しスリムマッサージ	髙橋ミカ	体の毒素を流せば、誰でも美ボディ・美肌に! ゴッドハンドが教える究極のマッサージ術	570円	C 181-1
お金に愛される人、お金に嫌われる人	石原加受子	「自分の気持ち」を優先すると、一生お金に困らない! 自分中心心理学でお金持ちになる	600円	C 182-1
錯視で大人の脳トレーニング	篠原菊紀 監修 グループ・コロンブス 編	自分の目に自分の脳が騙される錯視クイズ69。面白体験で脳トレーニング!	580円	C 183-1
家計簿をつけなくても、お金がどんどん貯まる!	野瀬大樹 野瀬裕子	現役公認会計士夫婦が、1年で貯金を100倍、生活費を半減させた、革命的な貯金術	620円	C 184-1
病気になりたくなければふくらはぎを温めなさい	関博和	ふくらはぎを温めるだけで体温が上がり、免疫力アップ。簡単で確実な、全身健康法	580円	C 185-1
55歳からはお尻を鍛えれば長生きできる	武内正典	一生寝たきりにならず、自分の足で歩き続けるために。高齢者のためのトレーニング術	580円	C 186-1
本物のダイエット 二度と太らない体のつくり方	佐藤義昭	加圧トレーニング発明者が自らの体を実験台にしてたどりついた真の法則を公開!	650円	C 187-1
旧暦で日本を楽しむ	千葉望	正月、節分、お花見、七夕、酉の市……かつての暦で日本古来の暮らしと景色を取り戻す	690円	C 188-1
あなたにとって「本当に必要な保険」	清水香	ムダな保険をばっさりカットして、不安のないマネープランを立てるために最適な入門書	670円	C 189-1
「毒になる言葉」「薬になる言葉」 医者が教える、病気にならない技術	梅谷薫	内科および心療内科の専門医である著者による、「病は言葉から」の真実とその処方箋!	630円	C 190-1

＊印は書き下ろし・オリジナル作品

表示価格はすべて本体価格(税別)です。本体価格は変更することがあります

講談社+α文庫 Ⓒ生活情報

図解 老後のお金 安心読本 定年後の不安がなくなる!
深田晶恵
人気FPが指南。退職金・定年後資金を減らさず、安心して老後を過ごすための必須知識
600円 C 191-1

大人のピアノ入門 3ヵ月で弾けるようになる「コード奏法」
鮎川久雄
40代でピアノを始めた「普通のおじさん」が3ヵ月でソロを弾いた! 夢を叶えた体験的練習法
600円 C 192-1

3秒で解決!! はかどる! パソコン術
中山真敬
さくっと読めて、パソコン操作が劇的に速くなる! 「できる人」が使っているワザを紹介
630円 C 193-1

シンプルで粋! **今すぐつくれる江戸小鉢レシピ**
車浮代
からだにもお財布にもやさしい、エコな知恵が満載! 簡単で気の利いた〝おつ旨〟和食
750円 C 194-1

ひとりで飲む。ふたりで食べる
平松洋子
梅干し、木綿豆腐、しいたけ……。当たり前の味が心に染みる。72点のレシピとともに
920円 C 195-1

もめない! 損しない! 「相続」安心読本
河西哲也
基礎控除額4割引き下げ! もう相続税は他人事じゃない! 賢い節税、遺産分割を伝授
670円 C 196-1

不調の95%は、「首」で治る! 原因不明の頭痛・めまいにもう悩まない
松井孝嘉
首に着目し、30年以上治療にあたってきた名医が教える、「首」から健康になる生き方
590円 C 197-1

ていねいに暮らしたい人の、「一生使える」器選び
内木孝一
製法から流通までを知り尽くしたプロが、和食器のイロハから、目利きになるポイントを伝授
750円 C 198-1

ピアノを弾きたいあなたへ 大人のピアノ入門から再挑戦まで、上達の秘訣126
樹原涼子
何歳からはじめてもOK! 上達の新常識から挫折しないコツまで、画期的な情報満載!
600円 C 199-1

慢性頭痛とサヨナラする本
岩間良充
薬を飲んでも治らない頭痛を、簡単なストレッチだけで解消する「頭痛ゾーン療法」を紹介
590円 C 200-1

表示価格はすべて本体価格(税別)です。本体価格は変更することがあります

*印は書き下ろし・オリジナル作品

明恵《みょうえ》 夢を生きる	河合隼雄	名僧明恵の『夢記《ゆめのき》』を手がかりに夢の読み方、夢と自己実現などを分析。新潮学芸賞を受賞	940円	A 122-3
「老いる」とはどういうことか	河合隼雄	老いは誰にも未知の世界。臨床心理学の第一人者が、新しい生き方を考える、画期的な書	750円	A 122-4
母性社会日本の病理	河合隼雄	「大人の精神」に成熟できない、日本人の精神病理、深層心理がくっきり映しだされる！	880円	A 122-5
カウンセリングを語る㊤	河合隼雄	カウンセリングに何ができるか!? 第一人者による心の問題を考えるわかりやすい入門書	840円	A 122-6
カウンセリングを語る㊦	河合隼雄	心の中のことも、対人関係のことも、河合心理学で、新しい見方ができるようになる！	780円	A 122-7
源氏物語と日本人 紫マンダラ	河合隼雄	母性社会に生きる日本人が、自分の人生を回復させるのに欠かせない知恵が示されている	880円	A 122-9
こどもはおもしろい	河合隼雄	こどもが生き生き学びはじめる！ 親が子育てで直面する教育問題にやさしく答える本！	781円	A 122-10
ケルトを巡る旅 神話と伝説の地	河合隼雄	自然と共に生きたケルト文化の地を巡る旅。今、日本人がそこから学ぶこととは――？	710円	A 122-11
天才エジソンの秘密 失敗ばかりの子供を成功者にする母との7つのルール	ヘンリー幸田	エジソンの母、ナンシーの7つの教育法を学べば、誰でも天才になれる！	705円	A 123-1
チベットの生と死の書	ソギャル・リンポチェ 大迫正弘＝訳 三浦順子	チベット仏教が指し示す、生と死の意味とは？ 現代人を死の恐怖から解き放つ救済の書	1524円	A 124-1

＊印は書き下ろし・オリジナル作品

表示価格はすべて本体価格（税別）です。本体価格は変更することがあります

出口汪の「日本の名作」が面白いほどわかる　出口　汪
カリスマ現代文講師が、講義形式で日本近代文学の名作に隠された秘密を解き明かす！　680円 A153-1

モテる男の即効フレーズ　女性心理学者が教える　塚越友子
女性と話すのが苦手な男性も、もっとモテたい男性も必読！　女心をつかむ鉄板フレーズ集　700円 A154-1

大人のADHD　片づけられない！　間に合わない！　をなくす本　司馬理英子
「片づけられない」「間に合わない」……大人のADHDを専門医がわかりやすく解説　580円 A155-1

裸でも生きる　25歳女性起業家の号泣戦記　山口絵理子
途上国発ブランド「マザーハウス」を0から立ち上げた軌跡を綴ったノンフィクション　660円 A156-1

裸でも生きる2　Keep Walking　私は歩き続ける　山口絵理子
ベストセラー続編登場！　0から1を生み出し歩み続ける力とは？　心を揺さぶる感動実話　660円 A156-2

ゆたかな人生が始まる　シンプルリスト　ドミニック・ローホー　笹根由恵＝訳
欧州各国、日本でも「シンプルな生き方」を提案し支持されるフランス人著者の実践法　630円 A157-1

今日も猫背で考え中　太田　光
爆笑問題・太田光の頭の中がのぞけるエッセイ集。不器用で繊細な彼がますます好きになる！　720円 A158-1

人生を決断できるフレームワーク思考法　ミカエル・クロゲラス＋ローマン・チャペラー＋フィリップ・アーンハート　月沢李歌子＝訳
仕事や人生の選択・悩みを「整理整頓して考える」ための実用フレームワーク集！　560円 A159-1

習慣の力　The Power of Habit　チャールズ・デュヒッグ　渡会圭子＝訳
習慣を変えれば人生の4割が変わる！　習慣と成功の仕組みを解き明かしたベストセラー　920円 A160-1

もし僕がいま25歳なら、こんな50のやりたいことがある。　松浦弥太郎
生き方や仕事の悩みに大きなヒントを与える。多くの人に読み継がれたロングセラー文庫化　560円 A161-1

＊印は書き下ろし・オリジナル作品　表示価格はすべて本体価格（税別）です。本体価格は変更することがあります